W0310113

INTRODUCTION

« Les hôpitaux sont, en quelque sorte, la mesure de la civilisation d'un peuple. »

TENON.

Deux types de jugements, plus ou moins nuancés selon leurs auteurs, sont actuellement portés sur l'organisation hospitalière française. Certains auteurs insistent sur l'excellence d'un système qui chaque siècle a su s'adapter aux misères qu'il avait à combattre, depuis les maladreries médiévales jusqu'aux constructions les plus modernes comme celle de l'hôpital Antoine-Béclère à Clamart ; ils constatent qu'à chaque époque ces établissements ont permis la formation et l'épanouissement de maîtres tels qu'Ambroise Paré, Laënnec ou Trousseau ; ils se sentent fiers de l'action hospitalière française quand ils la comparent à celle d'autres pays de même civilisation.

Ce tableau bienveillant est actuellement l'objet de sévères révisions : le nombre s'accroît de ceux qui élèvent de virulentes attaques contre le système hospitalier français. Tel médecin proteste contre les lenteurs — pour ne pas dire l'inertie — de l'administration hospitalière qui ne sait prévoir ni les locaux, ni le matériel suffisants ; tel administrateur d'hôpital raille l'excessive rapidité de certain chef de service dans l'examen des hospitalisés dont les soins coûtent cependant fort cher à la Sécurité sociale ; certains malades — et parfois avec véhémence — attaquent à la fois la négligence dédaigneuse du corps médical et l'inertie tyrannique de l'administration ; la modernisation rationnelle de locaux hospitaliers séculaires et l'aménagement de somptueux bâtiments modernes, réalisés en certains pays (les Etats-Unis par exemple), provoquent envie et critiques.

Les deux sons de cloche qui viennent d'être arbitrairement schématisés se retrouvent tout au long de notre histoire hospitalière : optimistes et pessimistes s'affrontent depuis des siècles, particulièrement à certaines périodes qui préludent aux réformes de structure administrative ou aux innovations architecturales. Ce modeste ouvrage ne satisfera ni les uns ni les autres, car il ne prendra pas parti dans cette singulière querelle ; mais du moins fournira-t-il quelques éléments positifs d'appréciation et pourra-t-il permettre, en se reportant aux leçons du passé, de mieux apprécier la situation actuelle ainsi que les projets de réforme qui visent à la modifier.

L'institution hospitalière a été l'objet de multiples aménagements, traduits par une profusion législative peu fréquente dans les autres domaines sanitaires et sociaux : au cours des dernières années, le gouvernement et le parlement ont cru nécessaire de multiplier les lois, en votant une nouvelle réforme de structure sans même attendre que la précédente ait donné son plein effet. Entre 1983 et 1991, quatre lois (1983, 1984, 1987, 1991) ont modifié la législation fondamentale de 1958 et de 1970, qui aurait pu être aménagée par quelques décrets d'application. Le foisonnement législatif ne semble pas avoir amélioré le fonctionnement des établissements hospitaliers : depuis les premières éditions du présent ouvrage, la virulence des critiques a tendance à s'accroître, tant de la part des praticiens hospitaliers que de la part des hospitalisés et des administrateurs (1).

Il n'en reste pas moins qu'il est impossible de comprendre la situation actuelle du système hospitalier français sans en retracer l'évolution au cours des siècles précédents qui explique — sans les justifier — les difficultés actuelles. Trois étapes peuvent être schématiquement dégagées.

Dans un premier temps, c'est l'esprit de charité qui anime les fondateurs et les administrateurs d'hôpitaux. Il s'agit alors avant tout d'atteindre un résultat spirituel en soignant les infirmités corporelles : c'est l'optique de l'Eglise chrétienne, qui favorise et administre les hôpitaux. Chaque individu fortuné, durant sa vie ou à sa mort, s'efforcera de témoigner sa charité agissante en donnant une partie de ses biens soit pour aider un hôpital existant, soit pour créer un nouvel établissement : ce faisant, il assurera son propre salut par cet acte de fraternité chrétienne dont il lui sera tenu compte dans l'au-delà. Et chaque malade sera l'objet, dans l'hôpital, autant de soins spirituels que de soins temporels, car l'âme doit être soignée au même titre, sinon plus, que le corps : les médecins n'apparaîtront qu'épisodiquement dans les hôpitaux, tandis que les aumôniers y seront à demeure.

L'affaiblissement de la foi, les dissensions internes de l'Eglise, les progrès de la médecine provoqueront un changement notable à partir du début du XVIe siècle. Cette seconde étape est celle de la bienfaisance, qui n'élimine pas la vision chrétienne de la charité, mais qui la complète et la transforme. Il faut secourir toutes les misères physiques, auxquelles l'Eglise ne peut plus faire face. A la charité indi-

(1) A. Damien, président de la Fédération Hospitalière de France, écrit à propos de la loi votée en 1991 qu'elle « apparaît insuffisante pour régler les problèmes qui se posent aujourd'hui à l'hôpital... ».

viduelle, généreuse mais défaillante au moment des crises économiques, se substitue en partie la bienfaisance des pouvoirs publics, qui s'efforce de créer des ressources stables par des impôts nouveaux, qui fait pénétrer dans les hôpitaux le corps médical dont le rôle ne cessera de grandir. Les réformes amorcées par la royauté seront menées à leur terme par la Révolution française, qui créera un véritable service public hospitalier, confié essentiellement aux autorités municipales. Tous les indigents qui ne peuvent être soignés à domicile sont alors assurés de trouver refuge dans les établissements hospitaliers, administrés et en grande partie financés par les communes.

Nous vivons, au XXe siècle, le début d'une troisième phase de l'évolution hospitalière. Charité, bienfaisance sont maintenant passées au second plan : il s'agit désormais d'assurer à tous, et non plus seulement aux indigents, des soins hospitaliers d'une qualité irréprochable, grâce à un équipement technique à la pointe du progrès, grâce à un personnel médical et paramédical d'une compétence indiscutable. Le coût d'une telle mutation de finalité et de structure est tel qu'une partie importante du revenu national doit y être consacré, sans parvenir à satisfaire tous les besoins légitimes exprimés. Même si le but visé n'est pas encore atteint, l'hôpital se présente dès maintenant comme le pivot de l'action sanitaire en France.

A chacune des trois étapes ci-dessus mentionnées, seront successivement consacrés trois chapitres :

— L'hôpital, œuvre de charité (des origines au XVIe siècle).
— L'hôpital, œuvre de bienfaisance (XVIe-XIXe siècle).
— L'hôpital, centre de soins (XXe siècle).

Chapitre Premier

L'HÔPITAL, ŒUVRE DE CHARITÉ (des origines au XVIe siècle)

I. — Les origines de l'hospitalisation. Orient et Occident

Avant l'apparition du Christianisme, l'Antiquité connaît la pratique personnelle de l'hospitalité, mais n'imagine pas l'existence d'établissements hospitaliers tels qu'ils seront conçus au ve siècle de notre ère.

L'*hospitalitas* est, à l'époque ancienne, un devoir individuel : chez les Israélites, c'est l'un des meilleurs moyens d'honorer Dieu, et celui qui refuse de secourir les pauvres commet un péché aussi grave que l'idolâtrie. En Grèce, cette hospitalité individuelle nous paraît encore moins désintéressée ; elle n'est accordée qu'à ceux qui présentent le σύμβολον (symbole), signe de reconnaissance échangé entre le maître du logis et quelque famille d'un pays éloigné. Dans la Rome païenne, apparaissent de véritables « fondations » charitables au sens juridique du terme, mais sans que soit réalisé un hôpital, car le rassemblement des bénéficiaires de la bienfaisance publique ou privée n'est pas prévu. Au nombre de ces fondations, peuvent être notamment signalées les « tables alimentaires » de Trajan (inscription des Ligures Bébéens, 101 ap. J.-C. ; de Veleia, 104 ap. J.-C.) : l'empereur romain prêtait à faible intérêt une certaine somme à des propriétaires qui devaient en verser les intérêts à une caisse municipale, chargée de distribuer des secours à un nombre déterminé d'enfants pauvres. Ces enfants restaient dans leurs familles respectives.

Il existe dans l'Antiquité grecque de véritables établissements de vieillesse ou de soins, comme le Cynosarge et le Prytanée, tels encore les temples d'Asclepios où des malades viennent passer une ou deux nuits, le temps nécessaire pour recevoir — et interpréter — le songe que le dieu envoie pour guérir le patient. Dans ces lieux de pèlerinage peuvent se former, se regrouper de véritables infirmiers et même des médecins, qui se familiarisent avec les modes de traitement de certaines maladies, mais rien dans ces institutions païennes, isolées et intéressées, n'annonce la magnifique floraison hospitalière du Moyen Age occidental.

C'est sans doute dans la Rome impériale que nous trouvons les établissements les plus voisins de nos hôpitaux modernes ; les grandes infirmeries militaires qui ont été alors érigées dans les provinces pour les troupes d'occupation étaient admirables par leur aménagement et leur architecture mais elles semblent avoir été totalement fermées à la population civile, à plus forte raison aux malheureux.

L'enseignement du Christ, au contraire, insiste sur l'amour des pauvres, c'est un fait bien connu ; la charité chrétienne et les œuvres qui naîtront de cette charité (diaconies et plus tard établissements hospitaliers) sont très différentes de toutes les manifestations altruistes que l'on rencontre dans l'Antiquité païenne. Il est en effet impossible de trouver une seule phrase de l'Evangile où la bienfaisance — la charité plus exactement — soit présentée comme visant à la seule amélioration du sort temporel des humains. Lorsque Jésus prescrit la charité, c'est tantôt comme un gage des sentiments d'affection fraternelle dont il fait dépendre le salut, tantôt comme le lien spirituel qui cimente la communauté des fidèles, tantôt enfin comme le moyen d'aider le riche dans la voie du renoncement.

Dans l'Eglise persécutée des premiers siècles, cette charité s'exerce essentiellement par les diaconies : diacres et diaconesses, sous l'autorité de l'évêque, secourent les pauvres à domicile. En Orient, à la suite de la reconnaissance officielle de l'Eglise, apparaissent des établissements consacrés à l'hébergement des pauvres et des malades : au nombre des plus célèbres, signalons la « Basiliade », fondée par saint Basile à Césarée de Cappadoce. Sous l'impulsion des évêques, grâce aux dons et aux legs de généreux bienfaiteurs, ces maisons charitables se multiplient à tel point qu'au début du VIe siècle il est possible de les classer en différents types nettement distincts : l'asile pour voyageurs, l'hôpital pour malades, l'hôtellerie gratuite pour les pèlerins, les orphelinats, les hospices de vieillards.

Le Code de Justinien, compilation juridique publiée à Constantinople en 534, contient toute une série de constitutions des empereurs chrétiens du Ve et du début du VIe siècle sur l'administration hospitalière. Dans ce recueil, les établissements hospitaliers apparaissent comme une partie distincte du patrimoine général de l'Eglise : ce sont de véritables personnes morales placées sous la tutelle administrative et religieuse de l'évêque. De multiples précautions sont prises pour éviter toute dilapidation des biens hospitaliers par l'économe qui dirige l'établissement, et qui est nommé soit par l'évêque soit par le fondateur de la maison ou ses héritiers : les sanctions vont jusqu'à la déchéance et l' « enfermement » dans un monastère.

Les remous politiques (les migrations germaniques entre autres) ont sans doute empêché la multiplication d'établissements semblables en Occident au Ve siècle et au début du VIe siècle. Mais une fois le calme revenu, les fondations d'hôpitaux sont attestées sur tout le territoire franc : Lyon, Reims, Châlons, Poitiers, Le Mans, etc. Peut-être l'hôtel-Dieu de Paris fut-il créé à cette date (vers 651) par saint Landry, encore que beaucoup d'incertitude plane sur ce point. Après la mort de Dagobert, l'invasion des Arabes et la crise tant économique que politique arrêtent la prolifération des fondations hospitalières ; à l'époque suivante, Charlemagne et Charles-le-Chauve publient des capitulaires qui témoignent de l'état misérable où sont tombés les anciens établissements, et ordonnent de restaurer et de rétablir dans leur ancienne prospérité les hôpitaux et les asiles des pauvres. Malgré leur intervention, pendant le IXe et le Xe siècle, on ne trouve dans les textes aucune trace de fondations ni même de donations aux hôpitaux : la société n'est ni assez stable ni assez florissante pour subvenir à l'entretien des pauvres et des malades.

Du premier millénaire, nous pouvons retenir cependant trois traits généraux, trois impératifs qui marqueront toute la période féodale du XIe à la fin du XVe siècle (où se multiplieront à nouveau les établissements hospitaliers). En premier lieu, les soins temporels donnés à l'hospitalisé ne sont qu'un moyen pour atteindre l'âme ; par ailleurs l'évêque, dont le rôle était primordial dans l'organisation des diaconies puis des premiers hôpitaux, conservera sa place de choix dans la réglementation du bas Moyen Age : son autorité ou tout au moins sa surveillance s'exerceront sur toutes les fondations hospitalières ; enfin, les ressources hospitalières ne sont l'objet d'aucune réglementation officielle : elles sont laissées à l'initiative de la charité individuelle qui s'exprimera par des dons ou des legs, et, durant toute la période où l'Eglise s'occupera seule des institutions charitables, ce régime de liberté sera maintenu. Ce système présente l'immense avantage de ne pas « fonctionnariser » les charges hospitalières, de ne pas transformer l'hospitalisation en un service public souvent lourd à supporter par les finances de l'Etat ; il risque cependant de provoquer des défaillances dans la bonne marche des établissements, faute d'assurer des ressources charitables régulières dans leur volume et leur périodicité.

II. — La fonction des établissements hospitaliers au Moyen Age

1. **Le soin de l'âme et du corps.** — Quelle meilleure preuve de charité agissante le chrétien peut-il donner, au Moyen Age, que de consacrer une partie de ses biens à l'édification et à l'entretien d'un hôpital ? Tous les actes de fondations hospitalières qui sont parvenus jusqu'à nous traduisent ces sentiments de piété fervente et aimante : rois, seigneurs, évêques, chanoines, riches bourgeois rivalisent de zèle et tout personnage important tient à perpétuer le souvenir tangible de sa charité en créant un établissement hospitalier à la mesure de ses moyens. Un bon exemple de cette louable ardeur nous est fourni au dernier siècle du Moyen Age, en 1443, par Nicolas Rolin, chancelier de Bourgogne, qui fonde l'hôtel-Dieu de Beaune, l'un des joyaux de notre patrimoine hospitalier : « Mettant de côté toutes sollicitudes humaines et ne songeant qu'à mon propre salut... désirant par une heureuse transaction échanger contre les biens célestes, les biens temporels qui m'ont été accordés par la divine libéralité, et de transitoires qu'ils sont les rendre éternels... ; en reconnaissance des grâces et des biens dont Dieu, source de toute bonté, m'a gratifié... je fonde, érige, construis et dote... l'usage et la demeure des pauvres malades... »

L'établissement hospitalier à la fondation duquel président de tels sentiments est évidemment classé dans le patrimoine ecclésiastique, au même titre que les chapelles ou les collèges ; cette situation est enviable car la tutelle épiscopale est légère et les privilèges attachés aux biens ecclésiastiques très appréciables. *Locus religiosus*, l'hôpital ne devait en aucun cas être l'objet d'une aliénation (vente, échange, donation), même partielle, sans l'exigence de nombreuses formalités. Ce patrimoine charitable ainsi assuré de la pérennité est dans la plupart des cas soustrait au paiement des dîmes et des impôts, souvent même de ceux qui devraient être levés sur les produits fabriqués dans la maison : ainsi l'hôtel-Dieu d'Angers peut livrer au détail dans les tavernes le vin de ses récoltes sans verser aucune rétribution au fisc. Comme les églises paroissiales, l'hôpital jouit du droit de sépulture *(jus funerandi)*, et nombreuses sont les bulles papales qui autorisent la création de véritables cimetières dans l'enceinte de l'établissement; le bénéfice du droit d'« asile » est acquis de plein droit à tout hôpital qui est lieu inviolable, où ne doivent pénétrer ni les forces armées ni les forces de police.

Quand le nombre des hospitalisés le justifie, une chapelle est édifiée, où l'office divin est chaque jour célébré. Bien mieux, pour faciliter aux malades l'assistance aux services religieux, l'autel est souvent dressé à l'une des extrémités de la grande salle des malades et permet à ces derniers de suivre de leur lit le développement des offices religieux. Toute la maison est empreinte de religiosité ; et c'est ainsi que lors de son arrivée, le malade ou le pauvre est conduit au chapelain de la maison qui écoute sa confession et lui donne la communion : « Aulcun malade n'est receu si ne se confesse à l'entrée », lit-on dans la plupart des statuts.

Dans ces conditions, on comprend que la fondation d'un hôpital ait été considérée par les juristes du Moyen Age comme une *pia causa*, la « cause pieuse » par excellence, et pour assurer la perpétuité de cette bonne action, ils considèrent que, sauf cas très exceptionnel et spécialement autorisé par l'évêque, la destination des fonds charitables donnés ou légués pour la création d'un établissement doit être respectée *ad aeternum*. Or, à quelle clientèle s'adresse la bénévolence des fondateurs ? A tous ceux qui souffrent, sans qu'aucune règle ne soit jamais venue canaliser les initiatives privées vers tel ou tel type d'infortunes. Les pauvres sont au premier rang des bénéficiaires, avec les pèlerins : le fondateur construira un immeuble ou léguera sa maison d'habitation pour que soient logés et nourris les « povres du Christ » ou les *peregrini* (pèlerins de Saint-Jacques notamment), parfois les deux catégories. Dans presque chaque village de France à cette date se rencontre ce type d'établissements, et c'est par dizaine qu'on les compte dans les grandes villes : de trois à vingt-quatre ou vingt-cinq places, ce genre d'hospices ne nécessite qu'un personnel restreint (le « maître », un ou deux frères, une ou deux sœurs, dont le travail consiste à mettre en valeur les terres de la maison, à préparer les repas et à entretenir la literie). De même, quelques rares établissements sont consacrés à l'hébergement des aveugles, tels les Quinze-Vingts fondés (ou restaurés) par saint Louis à Paris.

Les hôtels-Dieu sont très différents et beaucoup plus importants : généralement de fondation plus ancienne, ils n'existent que dans les villes. On y accueille pendant tout le Moyen Age les divers types d'infortunes : malades, femmes enceintes, enfants orphelins ou abandonnés, vieillards impotents, etc.

L'application (peut-être trop stricte) de la morale chrétienne aboutit parfois à exclure les enfants naturels des bienfaits de l'hospitalisation : « La règle d'ancienneté a été gardée de recevoir audit hospital de Saint-Esprit-en-Grève enfans approuvés estre nés en loyal mariage et non pas aultres. »

La distinction que nous venons de poser entre hospices (pour pauvres ou pèlerins) et hôtels-Dieu (pour malades, enfants, femmes enceintes) est évidemment schématique : il faudrait étudier chaque établissement pour se rendre compte de l'ingéniosité incomparable déployée par les fondateurs auxquels aucune espèce de souffrance humaine n'est restée indifférente.

Ces considérations, pour rapides et générales qu'elles soient, laissent cependant entrevoir une conclusion fort importante pour l'histoire hospitalière : les hôtels-Dieu et les grands hôpitaux des villes accueillent toutes les infortunes, soignent indistinctement toutes les maladies. La technique médicale est au second plan, elle est parfois même inexistante : les remèdes consistent essentiellement en sirops (confectionnés et administrés par les frères ou les sœurs de la maison), en saignées ou en bains. Dans chaque lit, les malades s'entassent à trois ou quatre, selon l'ordre d'arrivée et les places vacantes, sans tenir compte de l'affection dont le patient est atteint ; s'il est très gravement atteint — mais alors seulement — il sera seul dans son lit. Aux XIIe et XIIIe siècles, il n'y a pas de médecins ni de chirurgiens attachés à demeure aux établissements hospitaliers : quand le besoin s'en fait sentir, on appelle un médecin de la ville ou un « barbier », qui sera payé à la visite (il faut croire que ces visites étaient rares, si l'on en juge par les livres de compte qui ne mentionnent guère cette dépense). Ce n'est qu'au XIVe siècle que l'on voit apparaître médecins et chirurgiens dans les grands hôpitaux ; c'est ainsi que l'hôpital du Saint-Esprit de Marseille crée un service régulier en 1331 (chirurgien et barbier) et 1338 (médecin). Mais, encore à l'extrême fin du Moyen Age, le nombre des praticiens est toujours inférieur à celui des aumôniers, dans la quasi-totalité des établissements : cette proportion est parfaitement conforme à l'esprit qui anime l'hospitalité médiévale.

2. **La protection sanitaire.** — Si la santé passe habituellement au second plan dans les préoccupations hospitalières médiévales, il est un domaine où le but sanitaire apparaît nettement : la lutte contre la lèpre. Certes, il semble bien que la lèpre existait en France avant les croisades : des conciles francs du VIe siècle y font déjà allusion. Mais le brassage de populations provoqué par les expéditions aux Lieux saints provoque

un tel développement de l'épidémie que la construction de maladreries s'impose à tous ceux qui ont quelque responsabilité sociale. Ici les seigneurs, là des ecclésiastiques, là encore des communes ou des groupements de communes fondent des « hostels de Ladres » où seront parqués les lépreux : leur nombre doit être assez considérable, puisque Louis VIII, au début du XIIIe siècle, lègue cent sous « à chacune des 2 000 maladreries du royaume » et que la superficie du royaume est loin d'atteindre celle de la France actuelle.

Bâties à quelque distance de la ville (200 ou 300 m généralement), ces maladreries ont un statut très particulier. Les ladres sont morts au monde — certains rituels prévoient même une messe des morts lors du départ du ladre, parfois un simulacre d'inhumation dans une fosse — et vivent en communauté comme les moines, selon des règles sévères imposées par le statut de l'établissement. L'isolement ainsi réalisé est d'ailleurs assez relatif, car presque tous les règlements autorisent les sorties de ladres, selon des normes plus ou moins exigeantes ; presque partout, ils peuvent aller quêter en ville, en s'annonçant au public par le son de leurs « cliquettes » : à Paris, quarante léproseries étaient autorisées à envoyer tous les lundis un quêteur sur le Grand-Pont.

Notons que chaque maladrerie, comme les autres établissements hospitaliers du Moyen Age, forme une personne morale, et qu'à ce titre elle vit sur ses ressources propres. Selon la richesse de la dotation immobilière ou mobilière, ici les lépreux vivront dans l'aisance, là dans le dénuement ; la léproserie de Béthune ne dispose, par exemple, que de 25 hectares de terre, alors que celle d'un petit village comme Vimy possède 75 hectares (1)...

Est-ce la protection réalisée par l' « enfermement » dans les maladreries qui a supprimé ou du moins considérablement atténué le fléau ? Les historiens discutent et discuteront encore sans doute longtemps sur ce point ; mais il est certain que dès le début du XIVe siècle, la lèpre est en voie de disparition très nette. Lors de sa visite aux léproseries du diocèse de Paris, Jean de Villescoublain, délégué de l'évêque, ne trouve en 1351 que 35 lépreux au total dans 59 maladreries visitées : à Luzarches, par exemple, il note neuf frères et deux sœurs, mais pas un seul malade ! Les maladreries, leurs possessions mobilières et immobilières, seront attribuées dans les siècles suivants (suivant les lieux, sur injonction de l'autorité royale, épiscopale

(1) A. Bourgeois, *Psychologie collective et institutions charitables. Lépreux et maladreries du Pas-de-Calais*, Arras, 1972.

ou communale) aux hôtels-Dieu ou aux hôpitaux voisins ; celles qui n'auront pas encore fait l'objet d'une telle réunion seront attribuées par Louvois en 1672 à l'ordre de Saint-Lazare, qui autrefois s'était occupé de la lutte contre la lèpre et qui à cette date n'est plus qu'un ordre militaire.

III. — L'administration des établissements hospitaliers au Moyen Age

1. **La direction.** — Il n'existe à cette époque rien de comparable, de près ou de loin, au ministère actuel de la Santé : les préoccupations religieuses qui ont présidé à la fondation et à la discipline des hôpitaux ont évidemment des conséquences jusque dans l'administration de ces établissements. L'évêque est le protecteur et le gardien du bien des pauvres, donc des biens hospitaliers : lui-même ou son adjoint visiteront et surveilleront les maisons charitables, s'attachant notamment à ce que soit respectée la volonté posthume des fondateurs. Deux exceptions à cette règle quasi absolue du contrôle épiscopal : les établissements fondés par les rois sur lesquels le Grand Aumônier royal (lui-même ecclésiastique) aura la haute main, et les établissements fondés par des communautés d'habitants (dans le Nord de la France surtout) où l'administration municipale — le « magistrat » selon le langage du temps — veille elle-même à la bonne marche, financière et disciplinaire, des hôpitaux.

La direction effective est assurée (par un personnage appelé selon les lieux recteur, maître, directeur, économe, etc.) selon deux modalités administratives assez différentes. Le recteur pouvait être en effet soit titulaire d'un véritable « bénéfice » ecclésiastique soit chargé de la « simple administration ».

Le cas le plus fréquent est celui où la direction hospitalière est considérée comme un bénéfice ecclésiastique : le soin des pauvres et malades hospitalisés n'est-il pas en effet une fonction essentiellement religieuse ? L'hôpital n'est-il pas un bien ecclésiastique, une *pia causa* ? Son titulaire est, selon les cas, nommé par l'évêque ou présenté par un patron laïc, ou élu par l'assemblée des frères et des sœurs. Comme le veut le statut de tous les bénéfices ecclésiastiques, ce titulaire possède sa charge durant toute sa vie, il ne peut être destitué que pour faute grave et après procès canonique, il a la qualité et les privilèges des clercs (même s'il est marié, car les clercs qui n'avaient pas reçu les ordres majeurs pouvaient convoler en justes noces et conserver les privilèges de leur fonction).

Cette situation n'allait pas sans inconvénients graves car le clerc, assuré de l'inamovibilité, n'assurait pas les devoirs de sa charge avec tout le zèle désirable ; et trop souvent, le bénéficier, usant d'une coutume très répandue à cette date, ne résidait pas lui-même et faisait exercer ses fonctions par un remplaçant, auquel il versait la portion congrue des émoluments du bénéfice dont il gardait la plus grande part. C'est pour pallier ces inconvénients qu'une décrétale de Clément V (décrétale *Quia contingit*, de 1311) décida que les hôpitaux seraient désormais gérés en « simple administration » : malheureusement, trop prudente dans ses prescriptions, refusant de porter atteinte à la sacro-sainte volonté des fondateurs lorsque ceux-ci avaient prévu l'administration bénéficiale, cette décrétale fut tournée par les directeurs bénéficiers, qui subsistèrent comme par le passé.

Le second type de gestion hospitalière est habituellement nommé la « simple administration » : le titulaire de la fonction n'est pas inamovible, il peut être destitué par l'autorité supérieure (« magistrat » dans la plupart des cas), il doit faire inventaire à l'entrée et à la sortie de sa charge, il est soumis à l'obligation du serment de respecter le bien des pauvres qui lui est confié pour un laps de temps limité — trois ans — mais renouvelable.

2. **Le personnel.** — Qu'il s'agisse des hôtels-Dieu, des hôpitaux ou des léproseries, le service des hospitalisés est avant tout le service du prochain, tâche spirituelle et chrétienne par excellence. Ceux qui se consacreront à cette œuvre charitable se considéreront comme engagés au service du Christ et formeront dans chaque établissement une communauté religieuse aux règles strictes, précisées en des statuts confirmés ou même rédigés par l'autorité épiscopale.

Les statuts — et la discipline — seront très différents selon l'importance respective des hôpitaux. Là où un ou deux frères, une ou deux sœurs suffisent à l'entretien de la maison, les obligations sont réduites au minimum ; la vie du frère hospitalier ne se distingue pas de celle du bon chrétien si ce n'est par le dévouement particulier qu'il apporte à l'exercice de sa charge. Au contraire, dans les établissements importants, les frères d'une part et les sœurs d'autre part forment dans chaque hôpital une véritable congrégation, au sens canonique du terme. Les statuts de ces communautés varient d'un établissement à l'autre ; beaucoup d'entre eux ont été magistralement publiés par les soins de Léon le Grand, à la fin du XIXe siècle, et nous pouvons en dégager quelques lignes générales.

Manifestement influencés par les règles monastiques, les statuts imposent un temps de noviciat préalable à la réception définitive. A l'expiration du noviciat, si le postulant ou la postulante persiste dans sa résolution et si l'autorité ecclésiastique l'autorise, l'impétrant est revêtu de l'habit religieux et prononce, entre les mains du maître ou de l'évêque, les trois vœux de pauvreté, d'obéissance et de chasteté. La discipline imposée aux frères et aux sœurs est très stricte : silence absolu au réfectoire, au dortoir, interdiction formelle de sortir de la maison sans autorisation du maître, etc. Les offices religieux sont obligatoires, mais moins fréquents et moins longs que chez les Augustins ou les Dominicains car si la communauté de chaque hôpital est considérée comme un petit ordre religieux, sa destination première est cependant le soin des malades, et c'est ainsi qu'il est permis de manquer un exercice religieux pour veiller un hospitalisé. Trois offices quotidiens, en dehors de la messe, sont généralement prévus : matines, vêpres et complies.

De même qu'aux XIe et XIIe siècles s'étaient constitués de puissants ordres monastiques, le Moyen Age connaît la formation de véritables ordres hospitaliers. Ainsi, dans la seconde moitié du XIIe siècle, un pieux personnage du nom de Guy fonde à Montpellier un hôpital qu'il place sous le vocable du Saint-Esprit et institue une congrégation pour la région. Le pape Innocent III appelle Guy à Rome et lui confie la direction de Sainte-Marie in Sassia, constituant l'établissement de Montpellier en chef d'ordre : l'ordre connaîtra une grande expansion, particulièrement en France. Comparables à l'ordre du Saint-Esprit, se créent et se développent à l'époque médiévale celui de Saint-Jean de Jérusalem, celui de Saint-Antoine du Viennois, celui des Trinitaires ; de moindre envergure, ceux de Saint-Jacques du Haut-Pas et de Roncevaux ne groupent que quelques établissements hospitaliers.

3. **Les finances.** — C'est à la piété et à la charité chrétiennes que sont dues les fondations hospitalières médiévales ; ce sont d'elles encore que les établissements tireront le plus clair de leurs ressources.

La plus large partie des finances hospitalières provient habituellement des immeubles (terrains ou maisons) possédés par les établissements charitables. En effet, appliquant les règles canoniques habituelles en matière de « bénéfices » ecclésiastiques, les évêques exigeaient lors de toute fondation d'hôpital, la constitution d'une dot immobilière, cette dot consistant soit en terres cultivables, soit en bâtiments d'habi-

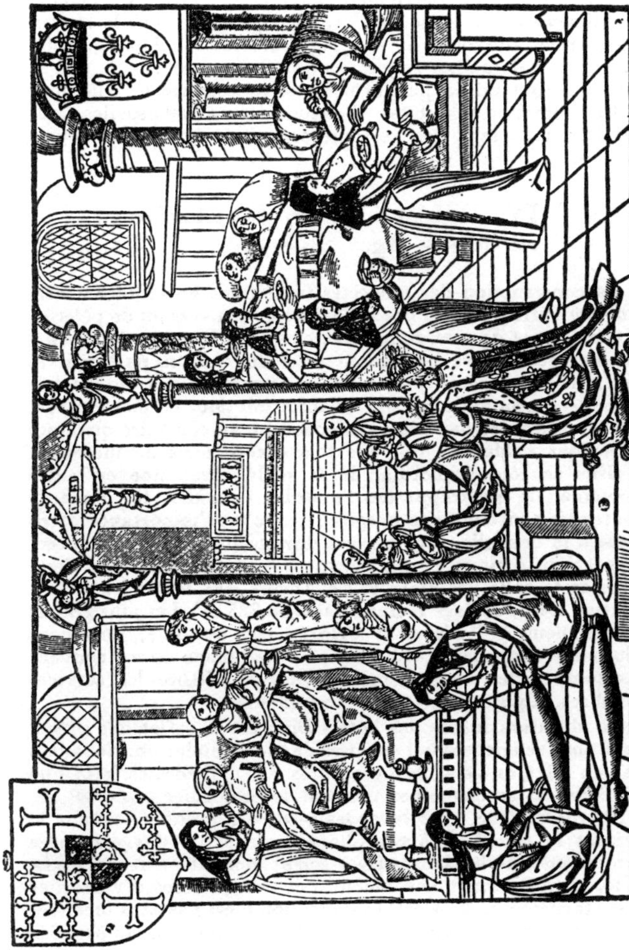

Fig. 1. — Une salle de l'hôtel-Dieu de Paris (XVIe siècle)

tation ; les terres cultivables étaient soit exploitées directement, soit données à bail, moyennant une rétribution en nature ou en argent. Le patrimoine immobilier initial de chaque établissement n'a cessé de s'accroître pendant tout le Moyen Age, grâce aux dons et aux legs charitables ; l'exploitation directe des domaines ruraux assure souvent le vin, le blé, le bois (en tout ou en partie) nécessaires à la vie de l'hôpital. De nombreuses quêtes (hebdomadaires, mensuelles, annuelles) apportent des ressources moins sûres mais appréciables.

IV. — L'architecture hospitalière au Moyen Age

La construction des modestes fondations hospitalières destinées à abriter une ou deux dizaines de pauvres ou de pèlerins n'appelle pas de remarques particulières : les rares bâtiments qui subsistent ne se distinguent guère des maisons particulières des riches bourgeois qui les ont construits et qui ont parfois légué leur propre immeuble d'habitation pour ce pieux usage.

L'architecture des hôtels-Dieu suscite au contraire quelques réflexions évidentes, qui une fois encore nous amèneront à vérifier le rôle primordial de la piété chrétienne en notre domaine. Ce qui frappe dès l'abord à l'examen des plans de toutes les constructions hospitalières, c'est l'importance attribuée à la chapelle, tant par ses dimensions que par son ornementation. A Bourges, elle occupe une surface égale aux deux tiers de la salle des malades ; à Angers, elle forme un édifice contigu d'une surface rectangulaire de 225 m². Les plus grands hôtels-Dieu, à Paris et à Orléans par exemple, possèdent plusieurs chapelles dans lesquelles on place assez souvent les tombes des bienfaiteurs et où l'on célèbre les services funèbres stipulés dans leurs testaments.

La situation même des hôtels-Dieu est le reflet des préoccupations religieuses qui ont présidé à leur fondation. Ne faut-il pas en effet qu'ils se trouvent près des cathédrales, afin que l'évêque et les chanoines puissent les contrôler aisément et, à chaque carême, aller laver les pieds des pauvres, comme le prévoit le concile d'Aix-la-Chapelle de 816 ? Ces exigences expliquent que les hôtels-Dieu soient généralement en pleine ville, ce qui permet aux malades et aux pauvres d'y accéder assez facilement. Mais cette localisation n'est pas sans inconvénients : l'aération extérieure des salles est souvent compromise par les édifices et constructions qui s'accumulent alors dans le voisinage. Les masses architecturales environnantes dominent les salles de malades, au point d'empêcher le soleil et l'air d'y pénétrer autant qu'il le faudrait. Cet inconvénient est particulièrement sensible à Orléans, où l'ancien hôtel-Dieu est situé au nord-ouest de la cathédrale, dont il n'est séparé que par une rue étroite.

Les salles de malades elles-mêmes, par leur disposition générale, font penser à des chapelles ; à Brie-Comte-Robert par exemple, dans un établissement fondé sans doute au temps de saint Louis, la salle avait 14 m de long, 9 m de large, 20 m de hauteur. Elle était divisée en deux nefs, par un rang de colonnes surmontées de voûtes d'arête en ogive tiers-point, éclairée sur ses deux faces latérales par un double étage de croisées. Il y avait une porte d'entrée sur chaque façade, l'une ouvrant sur la voie publique, l'autre sur la cour.

Les avantages de la forme ogivale, si favorable à la ventilation naturelle ascendante, sont malheureusement compromis par l'épaisseur des tympans des voûtes et par les vastes greniers encombrés de charpentes, qui les dominent. Le poids de ces charpentes exige en outre des murs massifs, qu'il faut encore flanquer d'énormes contreforts pour s'opposer à la poussée des voûtes, et ces murs, trop épais pour qu'une ventilation par filtrage puisse les assainir, recèlent une humidité permanente. Le sol des salles est dallé, bien que jusqu'au milieu du XVIe siècle les malades de la plupart des hôtels-Dieu soient obligés de marcher nu-pieds.

L'ensemble des installations présente un caractère de tristesse, mais aussi de grandeur indéniable. Si, laissant de côté les conditions générales de confort très contestables, on considère les anciens hôpitaux au point de vue purement architectural, on trouve, dans tous ceux qui nous ont été conservés ou dont les plans ont pu être reconstitués, des édifices d'une très réelle valeur artistique. L'hôtel-Dieu d'Angers, qui paraît avoir servi de modèle à celui de Chartres et à ceux de plusieurs autres villes de l'Ouest de la France, est l'un des plus beaux types de construction ogivale du Moyen Age. Depuis sa construction terminée en 1451, l'hôtel-Dieu de Beaune provoque l'admiration des visiteurs ; c'est, ainsi que le proclamait déjà en 1619 le P. Fodéré, l' « une des plus rares et superbes pièces de la France, qui semble plutôt un logis de prince qu'hospital de pauvres, renommé par tout le monde »...

CHAPITRE II

L'HÔPITAL, ŒUVRE DE BIENFAISANCE (XVIe-XIXe siècle)

La guerre de Cent Ans a porté un coup très pénible aux établissements hospitaliers, dans la première moitié du XVe siècle : de nombreux hôpitaux ont été endommagés, parfois même détruits, et partout les ressources des domaines hospitaliers ont diminué dans des proportions très sensibles. L'administration ecclésiastique ne trouve plus les subsides suffisants pour réparer les dommages et même assurer comme auparavant le soin des malades et la réception des pauvres, devenus pourtant plus nombreux à cause des troubles incessants et des bouleversements économiques qui les accompagnent. Peut-être le clergé serait-il parvenu à surmonter seul cette crise passagère, si à la fin du XVe siècle la discipline canonique s'était révélée assez contraignante pour assurer le maintien des habitudes anciennes : nous allons voir qu'elle est malheureusement dans l'incapacité totale de remédier aux graves abus qui se sont peu à peu infiltrés dans l'administration hospitalière.

I. — Les abus et l'intervention laïque (XVIe siècle-1789)

Depuis le Grand Schisme d'Occident, la bourgeoisie éclairée qui prend lentement conscience de sa force n'a plus la même confiance dans le clergé que lors des siècles précédents ; elle a tout naturellement tendance, fortement encouragée par le pouvoir royal, à réclamer la laïcisation des institutions charitables.

1. **L'action des municipalités et des Parlements.** — Les finances hospitalières, obérées par la guerre de Cent Ans, ne

peuvent être rétablies par les voies ordinaires de la charité ou des produits des domaines : à Rouen, par exemple, ainsi que l'a magistralement exposé L. Rousseau dans sa thèse de l'Ecole des Chartes, l'appauvrissement constant de l'hôtel-Dieu provoque l'ingérence du conseil de ville, puis du Parlement, dans l'administration hospitalière ; à Angers, les hospitaliers laissent mourir de faim « sur les carreaux » deux ou trois cents pauvres par an ; les hospitaliers d'Aubrac, qui se regardent comme étant en possession d'un véritable bénéfice ecclésiastique, ne reçoivent même plus les pauvres et gardent la totalité des maigres ressources de l'établissement pour leur entretien personnel ! Pour lutter contre les conséquences néfastes de la situation financière, un peu partout en France, nous voyons au début du XVIe siècle se constituer des commissions mixtes (où les représentants des communes ou des parlements seront généralement en nombre égal ou supérieur à celui des ecclésiastiques) qui surveilleront de très près la gestion du directeur de l'établissement, réduit au rôle d'exécutant des décisions prises par ces commissions.

L'exemple le plus typique et le plus célèbre de cette transformation est sans conteste l'hôtel-Dieu de Paris. A la fin du XVe siècle, l'indiscipline y est à son comble : les religieux hospitaliers s'absentent de la maison sans demander l'autorisation, s'adressent des injures en pleine salle, les sœurs se boxent parfois « à sang coulant », les relations coupables entre frères et sœurs s'aggravent et se multiplient. Devant le laisser-aller général et le désordre financier, les chanoines qui jusque-là supervisaient l'établissement prient la municipalité parisienne, le 4 avril 1505, de prendre en main l'administration de l'hôtel-Dieu, décision que devait confirmer le Parlement de Paris. L'administration spirituelle seule (droit de visite, surveillance et correction spirituelles des frères et sœurs) est maintenue au chapitre de Notre-Dame ; l'administration temporelle est confiée à une commission de huit bourgeois, renouvelable par moitié tous les ans, dont un « receveur » exécutera les décisions financières.

2. **L'action royale.** — Déjà au Moyen Age, le Grand Aumônier du roi de France avait eu tendance à s'immiscer au nom du souverain dans l'administration hospitalière : il prétendait exercer un droit de contrôle non seulement sur les établissements fondés par le roi, mais sur certains hôpitaux où les droits des évêques n'étaient pas nettement établis. Au début du XVIe siècle, au lieu de revendiquer nommément la direction de tel ou tel hôpital, l'aumônier royal s'adjuge un droit général

de surveillance sur tous les hôpitaux du royaume sans exception. Pour rendre sensible ce droit de regard, il obtient que les officiers royaux soient investis de la haute administration hospitalière jusque-là réservée traditionnellement aux évêques : ses prétentions sont officiellement reconnues par les « lettres royaux » du 17 décembre 1543. Dès lors, l'idée que l'hôpital doit être considéré comme un service public ne fera que se développer au cours des derniers siècles de la monarchie.

L'intervention laïque dans le domaine hospitalier, considéré au Moyen Age comme un souci essentiellement charitable et ecclésiastique, était à la même date préconisée par les réformateurs protestants, ainsi que l'a déjà démontré de façon péremptoire pour la Belgique notre éminent collègue P. Bonenfant. Qu'il s'agisse de Jean-Louis Vivès à Bruges ou de Zwingli en Suisse, les programmes protestants étaient guidés par les mêmes principes et orientés dans le même sens ; il fallait éliminer toute trace de mendicité ou d'entraide charitable, organiser de véritables secours publics, et rassembler toutes les ressources d'assistance, hospitalière ou à domicile, aux mains de l'autorité communale. Une première application de ces principes peut être trouvée dans le fameux « placard » de Charles Quint du 7 octobre 1531 qui coordonne à l'échelon communal l'administration et les ressources de la bienfaisance.

En France, l'action royale se fait sentir dans deux directions : discipline et finances. Du point de vue disciplinaire, et notamment pour réagir contre les abus de certains « bénéficiers » qui avaient tendance à considérer les biens hospitaliers comme une véritable prébende, une série d'édits de réformation (1544, 1545, 1546, 1561, 1566, 1579, etc.) confient l'administration supérieure de chaque hôpital à une commission essentiellement composée de « bourgeois, marchands ou laboureurs », ces administrateurs devant rendre compte annuellement de leur gestion aux officiers royaux du lieu. Sous l'inspiration du chancelier Michel de l'Hospital, Charles IX veut éviter que les ressources hospitalières ne soient détournées au profit du personnel soignant et, le premier, inscrit dans une loi l'obligation pour tout hôpital de recevoir tout malade, quelle que soit son origine. En matière de finances, pour pallier le déficit des budgets hospitaliers, le roi autorise ou impose une taxe communale — le « droit des pauvres » — dont les produits seront destinés aussi bien à la bienfaisance hospitalière qu'à la bienfaisance à domicile : la première mesure de ce genre est due à Henri II, en 1551. Toujours pour mieux assurer les finances hospitalières, les rois n'hésitent pas à incorporer à un établissement important les ressources et les bâtiments d'autres maisons : l'exemple le mieux connu est celui du Mans où sont unis à l'Hôpital général, en 1658, « tous les aultres hospitaux, maladeries, léproseries, maisons-Dieu, hospices... qui se trouvent dans la dicte ville et faux-bourgs du Mans... ».

Les initiatives royales se multiplient au XVIIe siècle. Henri II avait créé en octobre 1576 l'hôpital des pauvres honteux ; Henri IV, voulant payer la dette de la patrie à ceux qui l'avaient servie au péril de leur vie, fonde en 1604 le premier hôpital militaire d'invalides, en transformant la maison royale de la Charité chrétienne du faubourg Saint-Marcel en lieu de retraite pour les pauvres gentilshommes, capitaines et soldats estropiés, vieux ou « caducs ». Le même roi fait commencer la construction de l'hôpital Saint-Louis, qui devait être inauguré en 1619.

La royauté devait également intervenir en un domaine où les arrêts des divers parlements de Paris et de province avaient presque totalement échoué : le renfermement des pauvres. Dès 1516, un arrêt du parlement de Paris, qui allait être copié par les cours de province, prévoit que devront être enfermés dans les prisons tous les vagabonds sans profession. Mais, soit que les prisons soient trop étroites, soit que les autorités municipales se soucient trop peu de cette action policière, cet arrêt et ceux qui le complètent au XVIe siècle restent sans application pratique. Au début du règne de Louis XIV, plus de 40 000 mendiants encombrent les rues de la capitale et menacent la sécurité de ses habitants. En 1656, le roi publie un édit qui crée l'Hôpital général de Paris et centralise sous ce nom les cinq hôpitaux de la Pitié, du Refuge, Scipion, Bicêtre et la Savonnerie. Dans cet immense établissement, plus de 6 000 indigents sont employés à la fabrication de tapis dits de Turquie et à la filature des tissus : gouverné par une commission administrative aux pouvoirs les plus étendus, l'Hôpital général ressemblait plus à une prison qu'à nos hospices actuels. En 1662, une déclaration royale ordonne la création d'un hôpital général dans toutes les villes importantes, « pour y loger, enfermer et nourrir les pauvres mendians, invalides, natifs des lieux ou qui y auront demeuré pendans un an, comme aussi les enfans orphelins ou nés de parent mendians ». Malgré le travail des « hospitalisés », les ressources de ces établissements sont insuffisantes et, le 20 octobre 1693, il est prévu que, pour entretenir les malades et estropiés des hôpitaux généraux, serait désormais perçue une taxe d'un sou par livre pour les deux tiers de tous les biens possédés dans chaque paroisse, sans exception pour personne. Au début du XVIIIe siècle, il existe donc, dans trente-trois villes françaises (indépendamment de l'hôtel-Dieu réservé aux malades) un Hôpital général pour les indigents valides et les vagabonds : comme à Paris, le « renfermement » de ces deux catégories en un lieu d'hébergement unique n'ira pas sans inconvénients car, du fait de la présence des vagabonds, l'Hôpital général ressemblera un peu trop, par la rigueur de son régime intérieur, à une véritable maison de force.

3. **La réaction ecclésiastique.** — Devant les réformes protestantes et les initiatives royales, le clergé catholique ne demeure pas inactif. Le grand concile réuni à Trente de 1545 à 1563 s'occupe à quatre reprises des problèmes hospitaliers, visant à sauvegarder la destination charitable des fondations et à maintenir l'emprise épiscopale sur l'administration hospitalière.

L'affectation d'un certain nombre d'établissements fondés par de généreux donateurs au Moyen Age était au XVIe siècle sujette à caution : c'est ainsi par exemple que les maisons destinées à l'hébergement des pèlerins devenaient sans utilité, puisque les pèlerinages étaient passés de mode. Le concile de Trente, fort sagement, prévoit que si des établissements ont été fondés pour recevoir un genre particulier de bénéficiaires et s'il n'y a plus ou s'il y a peu de postulants, les revenus devront être convertis en un autre usage, proche de la fondation mais plus utile aux nécessités du temps. L'évêque devra veiller lui-même à cette transformation, assisté de deux membres de son chapitre expérimentés en ce domaine. Malheureusement, il ne semble pas que ces prescriptions fort sages aient été mises en œuvre : au XVIIIe siècle, l'une des principales revendications des philosophes consistera justement à exiger que le souverain puisse « disposer des fondations anciennes, en diriger les fonds à de nouveaux objets, ou mieux encore les supprimer tout à fait ».

La seconde ambition du concile de Trente avait pour but de sauvegarder ou de rétablir l'autorité des évêques sur l'administration hospitalière. Cette prétention manifestement contraire aux ordonnances royales que nous avons citées dans les pages précédentes est considérée par les juristes du temps comme l'un des principaux obstacles à la publication officielle du concile dans le royaume de France, publication qui ne devait jamais avoir lieu. Cependant, sur l'instigation du cardinal Borromée, les prescriptions tridentines pénètrent peu à peu dans les diocèses français, grâce à la tenue de conciles locaux qui en reproduisent assez fidèlement l'essentiel. Les canons des conciles français, à la fin du XVIe siècle et au début du XVIIe siècle, insistent sur deux impératifs : d'une part, les évêques doivent visiter les établissements charitables, au même titre que les autres établissements ecclésiastiques de leur diocèse, pour s'assurer de la discipline des congrégations religieuses hospitalières ; d'autre part, ils doivent assister ou se faire représenter à la reddition des comptes des administrateurs hospitaliers, que les ordonnances royales avaient réservée aux seuls officiers de justice. Sur ces deux points, l'autorité ecclésiastique devait obtenir gain de cause, non sans difficultés ni procès : la tentative de laïcisation partielle tentée par les municipalités, les parlements et les rois a donc, en ce domaine, finalement échoué.

Ce serait minimiser l'action de l'Eglise que la réduire aux seules interventions d'ordre administratif ; le magnifique élan de charité, arrêté un moment en raison de la guerre de Cent Ans puis de la réforme protestante, reprend vie dès la seconde moitié du XVIe siècle. Si quelques ordres hospitaliers poursuivent leur décadence (tel l'ordre de Saint-Antoine dont les hôpitaux ressemblent à des « chaumières ravagées » et qui sera incorporé en 1777 à l'Ordre de Malte), de nouvelles congrégations prennent leur essor, tant en France qu'à l'étranger. L'ordre fondé par saint Jean de Dieu à Grenade en 1540 est appelé à Paris par Marie de Médicis, en 1601 : en 1790, les frères de la Charité posséderont en France et aux colonies trente-huit maisons que desservent 218 religieux. De nombreuses congrégations féminines voient le jour du XVIe au XVIIIe siècle : les religieuses de la Charité de Notre-Dame (1624 : Paris ; elles essaiment ensuite à La Rochelle, Toulouse, Béziers, Albi, etc.), les sœurs de Saint-Charles de Nancy (1663 : Nancy ; s'étendent à toute la Lorraine puis aux pays voisins), les sœurs de Saint-Alexis (1657 : Limoges, etc.), les chanoinesses augustines de la Miséricorde de Jésus (Vannes, 1635, puis Rennes, Bayeux, Quimper, etc., en France ; au Canada dès 1639), et bien d'autres encore.

Le plus célèbre exemple de création d'un ordre congréganiste hospitalier est sans conteste celui opéré par « Monsieur Vincent » (saint Vincent de Paul) et Louise de Marillac en 1627 : quelques filles dévouées commencent par faire des visites à l'hôtel-Dieu de Paris avec des dames charitables ; puis viennent les fondations (Richelieu, Rueil, Sedan, etc.) ; dans un troisième stade, les filles de la Charité sont appelées dans des établissements existants où elles apportent un renouveau de dévouement et de compétence (Angers en 1640, etc.). En 1789, la congrégation assurera la marche de 426 établissements en France seulement, sans compter ceux de Pologne, d'Autriche, de Silésie, etc.

4. La situation hospitalière à la fin de l'Ancien Régime. — Aucune réforme sérieuse n'avait été réalisée du XVIe au XVIIIe siècle, les interventions des municipalités ou de la royauté ainsi que les prescriptions canoniques n'ayant porté que sur quelques aspects particuliers. Comme au Moyen Age, la volonté des fondateurs était restée toute-puissante et, par respect exagéré de l'acte de fondation, les établissements avaient la plupart du temps gardé leur caractère local et anarchique, sans aucune adaptation sérieuse aux besoins nouveaux. Comme au Moyen Age, c'est encore à la volonté charitable et agissante de quelques généreux donateurs que seront dues les fondations hospitalières les mieux conçues : Necker à Saint-Sulpice (1), Cochin à Saint-Jacques-du-Haut-Pas (2), Beaujon dans le faubourg du Roule (3), pour ne citer que des établissements parisiens. En province, l'hospice de Boudonville, près Nancy, est fondé en 1769 par François de Ravinel, doyen de la Primatiale ; il serait facile de multiplier les exemples de ce genre. L'administration hospitalière, tiraillée entre les prétentions des villes, des parlements, du roi, des évêques ou des chapitres ne présente en 1789 aucune uniformité : l'hôtel-Dieu de Chartres par exemple relève uniquement du chapitre de la cathédrale, alors qu'à Châteauneuf-sur-Loire le seigneur du lieu entend imposer sa loi dans l'établissement hospitalier.

Le reproche le plus grave que l'on puisse alors adresser aux hôpitaux anciens est leur manque complet de principes sanitaires. Certes, des médecins sont désormais attachés en titre à chaque établissement mais il semble bien que l'hôpital n'ait tenu qu'une place très secondaire dans leur activité et que leurs visites hospitalières aient été assez irrégulières. Et surtout les techniques médicales n'ont pas droit de cité à l'hôpital : c'est ainsi que les opérations chirurgicales ont lieu dans la

(1) L'hospice de Saint-Sulpice fut fondé en 1778 par Mme Necker dans l'ancien couvent de Notre-Dame-de-Liesse, rue de Sèvres, pour les malades indigents des paroisses de Saint-Sulpice et du Gros-Caillou : 128 lits individuels (R. GERVAIS, *Histoire de l'hôpital Necker*, Paris, 1885).

(2) L'hospice de Saint-Jacques-du-Haut-Pas (1780) est dû aux libéralités de M. Cochin, curé de la paroisse : 16 lits d'hommes, 18 de femmes, 24 lits pour pensionnaires infirmes (JACQUET DE LA TUFFIÈRE, *Documents historiques sur l'hôpital Cochin*, Paris, 1886).

(3) Beaujon, fermier général, fit construire en 1784 une maison destinée à 24 orphelins : 12 garçons et 12 filles (Charles FOURNEL, *L'hôpital Beaujon*, Paris, 1884).

salle commune, en présence des hospitalisés, et le patient « tourmente, par le spectacle qu'il offre et par ses cris, les malades qui bientôt seront soumis aux mêmes douleurs ». Dans les mêmes salles, on rencontre indistinctement « enfants scrophuleux, dartreux, teigneux, imbéciles » qui (comme au Moyen Age) couchent à trois par lit. Il en est de même pour les femmes accouchées, « réunies quatre et plus dans un seul lit, à diverses époques de leurs couches... la plupart périssent ou sortent languissantes », constate le savant Tenon, rapporteur d'une commission nommée par l'Académie des sciences et chargée par Louis XVI de visiter les divers hôpitaux de Paris. La gale est générale à l'hôtel-Dieu, constate le rapport : « Les chirurgiens, les religieux, les infirmiers la contractent ou en soignant les malades ou en maniant leurs linges. Les malades guéris qui l'ont contractée la portent dans leur famille, et l'hôtel-Dieu est une source inépuisable d'où cette maladie se répand dans Paris. » Tout ceci nous explique qu'en 1789 un auteur pouvait écrire sans passion que « les noms d'hôpital ou d'hôtel-Dieu sont devenus avilissants et ne servent qu'à éloigner, par un sentiment naturel, tous les sujets qui ont le plus besoin de secours et d'assistance ».

Il est d'ailleurs nécessaire de noter que, comme au Moyen Age, les établissements hospitaliers sont destinés à soulager toutes les infortunes, et à remédier autant sinon plus à la pauvreté qu'à la maladie. En 1789 en effet, la France possédait, d'après Necker, 700 établissements d'assistance publique qui abritaient environ 105 000 indigents ou malades, ainsi répartis :

Enfants trouvés	40 000
Infirmes et vieillards	40 000
Malades	25 000

Les chiffres globaux avancés par Necker sont faux (il y avait en réalité à la fin de l'Ancien Régime 2 185 hôpitaux) ; les proportions des diverses catégories hospitalisées semblent cependant exactes.

Bien entendu, les ressources n'ont pas sensiblement varié depuis le XVe siècle : la plus grosse partie des revenus hospitaliers provient encore en 1789 des biens-fonds, encore que les donations immobilières aient été assez fortement réduites par l'édit de 1749 sur les biens de mainmorte et que Necker, en 1780, ait poussé les administrations hospitalières à aliéner le patrimoine immobilier (édit de janvier 1780, heureusement non suivi d'effet). Aux ressources anciennes et devenues insuffisantes s'ajoutent parfois quelques subventions royales (lorsque l'hôpital, à bout de souffle, risque d'être fermé), quelques loteries (à Paris, en 1787, de douze millions), et le fameux « droit des pauvres », qui est assez lourd aux clients des « opéras de musique et comédies » (1/6 à 1/4 du prix des places) mais très léger dans le budget hospitalier (en 1773, à l'hôtel-Dieu de Paris, environ 5 % des recettes).

Dans les conditions déplorables d'hygiène et de financement où se trouvaient les hôpitaux à la fin de l'Ancien Régime, il n'est pas étonnant que le principe même de leur existence ait été contesté : selon les philosophes du XVIIIe siècle, ces établissements ne faisaient qu'augmenter le nombre des pauvres par la certitude du secours, séparaient les hospitalisés de leur famille, alors qu'au milieu des siens le malade aurait été traité avec plus de sollicitude. Somme toute, nombreux sont ceux qui à cette date recommandaient le « home-care » (soins à domicile) de préférence à l'hospitalisation.

Pour ceux qui envisageaient — sans zèle excessif — le maintien des hôpitaux, de profondes réformes paraissaient nécessaires. Un contrôle effectif devrait rendre impossible aux administrateurs le gaspillage des revenus et empêcher les subalternes de détourner les fonds et de « mener une vie délicieuse au sein de la misère ». Le sacro-saint respect des fondations, qui avait empêché toute réforme utile sous l'Ancien Régime, est battu en brèche par des novateurs comme Turgot dans l'*Encyclopédie* : les fondations, issues des « volontés capricieuses », ne sont pas l'expression d'un droit anturel et intangible, il faut que le souverain puisse disposer à son gré des fondations anciennes, « en diriger les fonds à de nouveaux objets, ou mieux encore les supprimer tout à fait ». Et puisque le souverain a le droit et le devoir de supprimer une fondation devenue sans objet, il peut également, de tous les biens hospitaliers, former une masse commune, un « réservoir commun » dont les revenus se déverseraient dans toute l'étendue du royaume selon les besoins sanitaires ou sociaux et non plus selon la volonté fantaisiste des fondateurs.

Ces conceptions nouvelles, les critiques de tout genre qui étaient apportées au système hospitalier provoquèrent de timides essais de réformes, qui devaient malheureusement rester à l'état de projets et ne furent pas mis à exécution. Par exemple, l'édit précité de Louis XVI, du mois de janvier 1780, ordonna aux hôpitaux et hospices de vendre leurs biens immobiliers toutes les fois que cette aliénation serait possible, et d'en verser le prix dans la caisse générale des domaines, qui devait en servir les intérêts tous les trois mois, une fois acquittées les dettes particulières qui grevaient le budget des établissements : cette prescription, dernier effort de la royauté impuissante, devait rester lettre morte, et n'aurait d'ailleurs abouti qu'à priver les établissements hospitaliers du revenu de leurs biens-fonds qui en 1789 se montait encore à près de 30 millions de livres.

Une autre tentative de réforme montre encore l'inefficacité de l'action royale. En 1773, une décision gouvernementale vise à remédier à la situation catastrophique de l'hôtel-Dieu de Paris : il s'agissait de procéder à la division de l'établissement et d'en transférer une partie hors de la capitale. Les administrateurs de l'hôpital parisien, désireux de conserver l'établissement sous leur coupe immédiate, pratiquèrent avec virtuosité l'art de faire avorter et la manière de saboter une réforme : sans doute en raison de l'instabilité ministérielle (sept contrôleurs généraux se sont succédé de 1775 à 1783), ils parvinrent à leurs fins et obtinrent une autre décision, beaucoup plus anodine, en 1781, qui conservait l'état ancien, avec — comme alibi — l'espoir de l'améliorer sur place. Tenon, en 1788, devait écrire que l'hôtel-Dieu était « construit contre ses propres intérêts », verdict singulièrement sévère mais parfaitement exact.

Un esprit aussi averti que Necker reconnaissait l'impossibilité, dans l'organisation constitutionnelle de l'Ancien Régime, de procéder à des réformes de structure : « Toute cette constitution d'administration m'a toujours paru mieux imaginée pour en défendre les principes contre toute espèce d'innovation que pour opérer le plus grand bien. La stabilité perpétuelle des administrateurs en second, la division de départemens qui s'établit entre eux rendent chacun maître en sa partie et les égards mutuels affermissent cette autorité. Toute cette combinaison devoit nécessairement apporter des obstacles aux projets de réforme. »

Les bureaux hospitaliers, composés fort diversement (héritiers des fondateurs, délégués de l'autorité royale ou canonique), étaient de véritables états dans l'Etat et disposaient d'une autorité absolue dont l'avocat général au Parlement de Paris pouvait dire en 1767 : « Il n'y a point de corps dans le royaume auquel il ait été donné de pouvoirs aussi étendus. » Dans le domaine hospitalier comme en bien d'autres, la monarchie se heurte au pouvoir des corps organisés : ces groupements intermédiaires (au nombre desquels il faut compter aussi bien les hôpitaux que les maladreries : déclaration royale du 26 avril 1738) défendent leurs intérêts ou les intérêts de leurs membres, souvent liés au *statu quo*, contre toute espèce d'innovation.

Le seul secteur où l'unité administrative avait été réalisée à la fin de l'Ancien Régime était celui des hôpitaux militaires : une hiérarchie très stricte, à laquelle présidaient un commissaire-ordonnateur, intendant des armées, et un médecin-inspecteur-général, avait permis une judicieuse affectation et un rendement rationnel de tous les hôpitaux militaires. Les ordonnances de janvier 1780 et mai 1781 imposent en ce domaine une réglementation logique et cohérente dont les effets bienfaisants se font encore sentir de nos jours.

II. — L'écroulement des principes hospitaliers de l'Ancien Régime (1789-1792)

Les idées particulièrement novatrices des philosophes de la fin de l'Ancien Régime devaient être officiellement préconisées par les Cahiers de doléances en 1789, et adoptées dans un plan d'ensemble de réformes sociales présenté par le Comité de Mendicité de l'Assemblée constituante, dont le président était le dynamique La Rochefoucauld-Liancourt. Les rapports du Comité, présentés en 1790 et 1791 à l'Assemblée nationale, remplaçaient la charité par l'assistance et considéraient comme nécessaire la nationalisation de tous les biens hospitaliers, réunis en une masse commune dans les mains du gouvernement ; à chaque législature, l'Assemblée nationale « voterait, avec la sanction royale, la répartition des fonds par département ». Dans ces rapports, les secours à domicile sont jugés préférables aux secours hospitaliers pour des raisons à la fois sociales et économiques. Les secours hospitaliers eux-mêmes devraient être organisés non selon la volonté arbitraire des fondateurs, non pas avec les moyens trop exigus des municipalités mais par l'Etat lui-même, par la société tout entière, responsable de la misère économique des malheureux de toute espèce : il faut donc concevoir l'assistance sur le plan national ; les hôpitaux doivent devenir un service public de l'Etat. Les hôpitaux existants, techniquement mal gérés, géographiquement mal répartis, seraient remplacés par des « maisons communales de malades », plus proches des familles, moins vastes et plus accueillantes que les anciens établissements. Outre ces maisons communales, il n'y aurait plus qu'un seul grand hospice par département : une maison pour les vieillards pauvres et les infirmes qui ne peuvent être soignés à domicile, une maison pour les enfants abandonnés, un hôpital pour les maladies graves et extraordinaires exigeant un traitement particulier. Ce magnifique plan ne fut pas adopté par l'Assemblée nationale qui, trop absorbée par sa tâche constitutionnelle, « laissa à la législature suivante le soin de remplir cet important devoir ».

1. **Les répercussions des lois de la Constituante sur le système hospitalier (juin 1789-septembre 1791).** — Bien qu'aucune loi visant l'assistance n'ait été votée, certaines mesures d'ordre général qui ne concernaient pas particulièrement les hôpitaux furent prises par la Constituante, et devaient avoir de profondes répercussions sur l'administration et le financement des établissements de bienfaisance.

a) *La création des municipalités et des administrations départementales.* — Avant même le vote du décret du 14 décembre 1789 qui organisa réglementairement leur compétence, nombre de municipalités mirent la main sur les établissements hospitaliers : tout en laissant subsister les bureaux anciens dans chaque hôpital, les administrations municipales entendirent les contrôler de très près et parfois même remplacèrent les membres des bureaux alors en fonction par des délégués de l'assemblée communale. A Paris, l'intervention de la municipalité aboutit notamment à chasser de la Salpêtrière les quatorze prêtres qui y assuraient le service religieux, à la suite d'un conflit qui opposa un chapelain et la supérieure qui exigeait des indigentes des billets de confession.

La hiérarchie administrative établie en décembre 1789 prévoyait également que les administrations de département seraient chargées de « l'inspection et de l'amélioration du régime des hôpitaux, hôtels-Dieu, établissements et ateliers de charité ». Il ne semble pas que les directoires départementaux aient fait preuve de beaucoup d'initiative en notre domaine ; tout au plus se bornèrent-ils à fournir des rapports sur la situation financière des établissements hospitaliers et en quelques lieux (dans le département du Nord par exemple) exigèrent-ils que la gestion hospitalière soit enlevée aux anciens bureaux et assurée dorénavant par les officiers municipaux.

b) *Le recrutement des religieuses hospitalières.* — La suppression générale des ordres religieux prévue par la loi du 5 novembre 1790 n'affecta que très légèrement le personnel hospitalier, car il était précisé que les sœurs consacrées au soin des malades ne devaient pas « quitter leurs maisons sans en avoir prévenu les municipalités six mois à l'avance ou sans un consentement par écrit desdites municipalités » ; les religieuses ne voulurent pas dans leur ensemble bénéficier de l'autorisation qui leur était donnée d'abandonner leurs fonctions. Seules les congrégations d'hommes furent touchées : ainsi les frères de Saint-Jean-de-Dieu disparurent de l'hôpital de la Charité à Paris et furent remplacés par des serviteurs à gages auxquels se joignirent quelques anciens frères laïcisés.

Plus considérable fut la répercussion du décret du 28 octobre 1789 qui supprima l'émission de vœux de religion dans toute communauté, de l'un ou de l'autre sexe : le recrutement des religieuses hospitalières allait se tarir jusqu'à ce que Napoléon autorise, une vingtaine d'années plus tard, l'admission de jeunes postulantes.

De nombreuses difficultés d'ordre interne furent soulevées par la mise en vigueur de la Constitution civile du clergé, surtout lorsque le décret d'avril 1791 eut prescrit que « les ecclésiastiques desservant les hôpitaux devraient avoir prêté serment » : quelques communautés de religieuses hospitalières refusèrent de suivre les offices des prêtres constitutionnels et certaines — celles de Vire par exemple — préférèrent démissionner plutôt que de continuer leurs fonctions sous la direction spirituelle de prêtres ralliés à la Constitution civile. Ces abandons sont toutefois très exceptionnels, et l'on peut affirmer que, dans l'ensemble et sous réserve de l'arrêt quasi total du recrutement, les hospitalières continuèrent leur mission dans la première période de la Révolution.

c) *La situation financière.* — La situation financière des hôpitaux français s'aggrave considérablement pendant les deux premières années de la Révolution. D'une part en effet le paupérisme n'avait fait que s'aggraver pendant les toutes dernières années de l'Ancien Régime et au début de la Révolution : crise agricole, crise industrielle sévissent alors à tel point que l'on assiste en 1789 à une « déroute générale », à un véritable « cataclysme économique », entraînant l'augmentation considérable du nombre des indigents et des hospitalisés.

D'autre part, la Constituante a pris un certain nombre de mesures d'ordre financier qui devaient avoir des répercussions profondes sur la marche des établissements hospitaliers. L'anéantissement des dîmes, des octrois, des rentes foncières attachées aux censives était la conséquence normale de la disparition du régime féodal ; la disparition de la taxe des pauvres était la suite logique de la liberté industrielle reconnue aux théâtres ; ces suppressions amenèrent un appauvrissement de plus du tiers des ressources habituelles des établissements hospitaliers. Les fonds des divers hôpitaux produisaient à la fin de l'Ancien Régime un revenu annuel de 29 074 664 livres, alors qu'ils n'en ont plus en fin 1790 que 18 744 349 livres. Dans le même temps, les générosités privées se tarissent presque complètement car, comme le signale un mémoire du temps,

« ce n'est pas dans les temps de troubles qu'on peut attendre de la charité des particuliers des fruits abondants en faveur des pauvres » : dans les hôpitaux de Rouen où les libéralités rapportaient environ chaque année 10 000 livres, la recette de ce chapitre a été quasi nulle en 1790.

Dans le même temps sont supprimées toutes les exemptions autrefois accordées aux établissements hospitaliers qui sous l'Ancien Régime étaient, comme les propriétés ecclésiastiques, dispensés du paiement des impôts ordinaires. A Troyes, par exemple, l'hôpital qui jouit d'un revenu total de 77 000 livres est obligé de verser, au titre des contributions, la somme de 7 891 livres en 1790. Pour le seul Hôpital général de Paris, la contribution foncière s'élève à 30 000 livres en 1791.

Les subventions de l'Etat n'étaient pas en mesure de combler cette déperdition de recettes hospitalières : si, dans le budget primitif de 1790, une somme de deux millions de livres — chiffre bien insuffisant — avait été votée pour les besoins des établissements charitables, un décret du 10 septembre de la même année supprima expressément les secours qui avaient été jusqu'alors à la charge du Trésor public. En septembre 1791, on autorisa le versement de secours provisoires prélevés sur la « Caisse de l'Extraordinaire », à laquelle les hôpitaux bénéficiaires devaient rembourser les sommes avancées dans un délai de six mois : ces versements furent manifestement insuffisants en comparaison des besoins hospitaliers, car en face des dix millions de livres de déficit, la Caisse de l'Extraordinaire ne disposait que de quatre millions et demi au total.

Augmentation des dépenses, réduction sensible des revenus ; la plupart des établissements se trouvaient dans la situation de l'hôpital de Fécamp dont les administrateurs écrivaient en novembre 1791 : « L'hôpital, perdant les deux tiers de ses revenus, ne peut servir plus longtemps au soulagement des pauvres. » La situation déjà angoissante allait s'aggraver encore dans les années suivantes.

2. **L'inertie de l'Assemblée Législative à l'égard des besoins hospitaliers (septembre 1791-septembre 1792).** — L'Assemblée Législative chargea un « Comité des Secours publics », réplique de l'ancien comité présidé par La Rochefoucauld-Liancourt, de lui proposer un plan de réorganisation hospitalière : ses travaux n'eurent guère plus de succès que ceux de son prédécesseur, et n'aboutirent qu'à un rapport beaucoup moins cohérent que celui dressé sous l'impulsion de La Rochefoucauld-Liancourt ; la Législative, comme la Constituante, se sépara sans avoir promulgué aucune réforme d'ensemble.

La seule mesure décrétée par la Législative fut une décision négative : la suppression des congrégations hospitalières. Certains députés attaquèrent de front les religieuses, les accusant de charlatanisme, leur reprochant de transformer les maisons de charité en « repaires et refuges impurs des prêtres réfractaires ». D'autres, tout en reconnaissant les mérites des congrégations, les sacrifièrent au principe révolutionnaire de l'abolition complète des corporations : « Pourquoi ne pas dissoudre, une fois pour toutes, jusqu'à la dernière de ces corporations, incompatibles avec une constitution libre ?... Ne laissons pas subsister au sein d'une nation libre des monuments d'esclavage, même volontaire... »

Le décret du 18 août 1792 déclara éteintes « toutes les corporations religieuses... même celles uniquement vouées au service des hôpitaux et au soulagement des malades ». Mais, toutefois, pour ne pas arrêter la marche des établissements hospitaliers dont les religieuses formaient la cheville ouvrière, l'article 2 du même décret prévoyait que « néanmoins... les mêmes personnes continueront comme ci-devant le service des pauvres et le soin des malades à titre individuel... ».

En pratique, cette mesure révolutionnaire devait produire des effets purement vestimentaires, encore que certains historiens aient considéré à tort que le décret du 18 août 1792 sonnait le glas des communautés religieuses : les sœurs restèrent en place, mais abandonnèrent leur tenue séculaire. Les offices religieux et la vie conventuelle continuèrent comme par le passé, et rien ne fut modifié dans les habitudes hospitalières.

III. — Laïcisation et nationalisation des établissements hospitaliers sous la Convention (septembre 1792-octobre 1795)

Les municipalités avaient laissé en place les religieuses hospitalières, sous la Constituante comme sous la Législative. Moins confiante que les précédentes assemblées dans le zèle révolutionnaire des corps municipaux, la Convention charge des « représentants en mission » d'appliquer les principes nouveaux et ceux-ci se distinguent par leur intransigeance, dans le domaine hospitalier comme ailleurs. Un bon exemple de leur zèle nous est donné par le rapport de Carnot, le 12 janvier 1793 : « La plupart des hôpitaux sont encore desservis par des sœurs grises qui distribuent leurs soins avec une partialité marquée... (ceux de Toulouse) sont des foyers de fanatisme et de contre-révolution : nous en avons fait renouveler l'administration tout entière, nous en avons fait exclure les prêtres réfractaires qui les desservaient encore, et nous avons fait remplacer toutes les sœurs par des femmes charitables... »

En décembre 1793, le serment révolutionnaire doit être prêté par toutes les religieuses hospitalières ; celles qui ne se soumettraient pas à cette mesure « seront exclues des places qu'elles occupent, regardées comme suspectes et traitées comme telles », leur remplacement devant être assuré par des « citoyennes connues pour leur attachement à la Révolution ». A la suite de cette mesure, nombre de religieuses devaient être expulsées des hôpitaux, beaucoup d'entre elles emprisonnées, certaines même condamnées à mort.

Sensiblement à la même date, les rares prêtres ou évêques constitutionnels qui faisaient encore partie des commissions chargées de la gestion hospitalière sont remplacés par des laïcs. Les croix, statues, cloches et les divers objets du culte sont détruits ou vendus ; les autels placés dans les salles de malades sont abattus et les chapelles désaffectées. Les prêtres constitutionnels et à plus forte raison les quelques réfractaires qui avaient réussi à se maintenir à leur poste d'aumôniers hospitaliers durent renoncer à leurs fonctions : les orphelins et hospitalisés valides sont d'office conduits aux cérémonies de la nouvelle religion, dans les temples de la Raison. Aux noms d'Ancien Régime, font place des appellations plus révolutionnaires ; les « hôtels-Dieu » deviennent les « Hospices d'Humanité » et, dans cette valse des vocables, « Saint-Eloi » ou « Saint-Damien » sont remplacés par « Marat » ou « Lepelletier », eux-mêmes détrônés quelques mois après par « L'Unité », « L'Espérance » quand ce n'est pas « La Patience » ou « La Fermeté ». Plus durable devait être le remplacement de la dénomination « hôpital » par « hospice » : nombre de polémistes de la fin de l'Ancien Régime avaient proposé l'emploi de ce dernier terme « qui ne répugne pas comme le nom d'hôpital », et leur suggestion, retenue par les Conventionnels, devait être conservée par le Directoire et ainsi influencer le XIXe et le XXe siècle pendant lesquels les hôpitaux d'une même commune seraient dirigés par une commission « des hospices ».

Un coup beaucoup plus rude allait être porté, en 1793 et 1794, à l'organisation hospitalière telle que l'avaient laissé subsister la Constituante et la Législative. S'inspirant des principes de La Rochefoucauld-Liancourt, jusque-là restés dans le domaine de la théorie, les Conventionnels décrètent la nationalisation des biens hospitaliers. Le but final à atteindre est de supprimer les secours hospitaliers : « Si, la Révolution finie, nous avons encore des malheureux parmi nous, nos travaux révolutionnaires auront été vains » ; Saint-Just précise qu'« un homme n'est fait ni pour les métiers, ni pour l'hôpital, ni pour les hospices ; tout cela est affreux ». En attendant qu'il n'y ait « plus d'aumônes, plus d'hôpitaux », les biens des hôpitaux, fondations et dotations en faveur des pauvres seront vendus comme biens nationaux : ainsi en décide la loi du 19 mars 1793, qui ajoute cependant que l'application de cette mesure devrait attendre « l'organisation complète, définitive et en pleine activité des secours publics ».

Le Comité des Finances de la Convention ne montre pas tant de scrupules et, lorsque les besoins d'argent se font pressants — il faut à cette date financer l'effort de guerre — passe à l'exécution sans se préoccuper de l'organisation définitive des Secours publics : le 11 juillet 1794 (23 messidor an II), il fait adopter par l'Assemblée les mesures d'application du principe décrété en mars 1793. L'actif des biens hospitaliers, quels qu'ils soient, fait désormais partie des propriétés nationales ; il sera administré ou vendu conformément aux lois existantes pour les domaines nationaux.

Cette décision combla d'aise les acquéreurs de biens nationaux qui se partagèrent aux meilleures conditions, grâce aux assignats dépréciés, le patrimoine hospitalier ; elle se révéla catastrophique pour les établissements charitables qui furent dépouillés de la plus grande partie de leurs revenus. A Mayenne, par exemple, les immeubles de l'hôpital rapportaient annuellement 13 210 francs ; après la spoliation, ils n'en produisent plus que 4 000 environ ! Les préposés de l'administration fiscale se saisissent même en certains lieux des revenus déjà perçus et à Nuits-Saint-Georges, une somme de 8 000 livres en espèces est ainsi confisquée, l'hôpital se retrouvant sans argent pour parer aux nécessités les plus urgentes. A Cahors, on rassemble en deux maisons les hospitalisés jusque-là répartis en quatre immeubles, de façon à pouvoir vendre les immeubles récupérés... Les trois quarts du patrimoine immobilier sont aliénés et il est probable que la totalité des revenus hospitaliers aurait ainsi disparu si, effrayée par les résultats de sa propre législation, la Convention n'en avait elle-même suspendu l'application le 25 août 1795 (9 fructidor an III). A cette date, jamais les hôpitaux français n'ont été si bas : en certains lieux, les administrateurs « sont forcés de jeter les malades et les infirmes hors des établissements » ; presque partout, la majeure partie des enfants hospitalisés « succombe au défaut de nourriture salutaire, et périt misérablement ». Taine, exagérant à peine, résume ainsi les résultats de l'activité législative des Conventionnels : « Il ne restait plus de quoi donner une tasse de bouillon à un malade. »

Une heureuse innovation devait être cependant imposée par les Conventionnels, en application du principe de la nationalisation de l'Assistance ; peu importe désormais l'origine du malade : quel que soit son domicile, il devra être reçu dans l'hospice le plus voisin. L'assistance est alors en droit reconnue sur le plan national à tout citoyen, malade, infirme, vieux, ou sans ressources.

IV. — Les bases de la législation hospitalière contemporaine

En 1795, le Directoire doit choisir entre les deux solutions suivantes : ou abandonner l'idée révolutionnaire de l'assistance nationale, en confiant à des organismes locaux la direction et le financement des établissements hospitaliers, ou continuer la nationalisation tentée par la Convention, et inscrire au budget de l'Etat les charges hospitalières. Le second terme de l'alternative aurait obéré lourdement les finances nationales dans une situation déjà si critique, et aurait heurté de front l'opinion publique révoltée par la situation lamentable où se débattaient les administrateurs hospitaliers. Au contraire, la première tendance correspondait parfaitement à l'état d'esprit nouveau qui, inspiré d'un libéralisme bourgeois, tendait à considérer que la mission de l'Etat n'est pas d'assurer la subsistance des déshérités sociaux, mais simplement de maintenir l'ordre : « Il est temps de sortir de l'ornière profonde où une philanthropie exagérée nous arrête depuis l'Assemblée constituante qui, très savamment sans doute, mais très inutilement, s'est occupée du pauvre. »

1. Les hôpitaux dans le cadre communal. — Un régime uniforme fut institué par la loi du 16 vendémiaire an V (7 octobre 1796) : les administrations municipales ont désormais la surveillance immédiate de tous les établissements hospitaliers situés dans leur ressort administratif. Pour exercer effectivement leurs pouvoirs, les municipalités désigneront une commission composée de cinq citoyens du canton.

Cette loi fondamentale pour l'organisation hospitalière moderne se situe à mi-chemin entre les conceptions de l'Ancien Régime et de la période révolutionnaire. De la législation de l'Ancien Régime, elle a abandonné le principe de la charité privée et son corollaire qui considérait comme intangible la volonté des fondateurs : tous les établissements d'une même commune seront groupés sous la direction de cette commission municipale, et formeront un établissement public géré selon les seuls besoins de la collectivité bénéficiaire et non plus d'après les désirs des fondateurs.

Mais sont également réprouvés les excès de la nationalisation des Conventionnels : la vente des biens hospitaliers prévue par la loi du 23 messidor an II est définitivement rapportée ; bien mieux, les hôpitaux et hospices doivent recouvrer les immeubles nationalisés mais non encore vendus depuis cette date, ou recevoir des biens nationaux d'une valeur équivalente à ceux qui ont été vendus.

L'une des conséquences les plus graves du nouveau système fut de circonscrire l'activité et les ressources hospitalières dans le cadre communal. Certes, la fusion des anciens établissements à l'échelon municipal a permis de réaliser une coordination minima, en supprimant les maisons inutiles ou trop exiguës, en supprimant « l'odieuse différence qui avait lieu jusque-là entre divers hospices » d'une même localité, en réduisant les frais de gestion par une centralisation raisonnable. C'est autant pour ces avantages que pour des raisons politiques que le cadre communal a été conservé par les lois ultérieures, tant au XIXe siècle qu'au XXe.

Mais les inconvénients de la conception communale apparurent très vite : il est hors de doute que la répartition des hôpitaux sur le territoire français n'est aucunement fonction, au XIXe siècle, des besoins réels : « Dans tel département, les établissements sont trop nombreux ; dans tel autre, il faut souvent faire plusieurs myriamètres sans en trouver un seul. » Quatorze arrondissements en sont même totalement privés. Ici, des lits demeurent inoccupés faute de malades ; là, des malades se voient refuser l'entrée de l'hôpital faute de lits vacants. Certaines villes disposent en 1900 d'un lit pour 100 habitants, alors que d'autres n'en ont pas un pour 1 000 ! Par ailleurs, les établissements des petites communes ne disposent pas des moyens financiers indispensables à la bonne marche d'une hospitalisation normale :

Ils manquent, écrit Watteville en 1851, pour la plupart du temps des instruments et des appareils nécessaires, tels qu'une sonde, une lancette, une baignoire et les pauvres malades n'y reçoivent pas tous les soins que réclame leur état.

Puisque l'hôpital est dorénavant un établissement public communal, ses ressources doivent être également assurées à l'échelon de la commune. La dotation immobilière, legs de l'Ancien Régime, avait été fortement touchée par les lois de la Convention : les gouvernements ultérieurs restituent l'équivalent de la dotation ancienne soit en immeubles soit en rentes, et au milieu du XIXe siècle l'ensemble des revenus de ces deux postes s'élève à environ 50 % du total des recettes. Ressources locales également, et héritées aussi de l'Ancien Régime, que les droits d'octroi, les loteries, les taxes sur les spectacles et les successions des personnes décédées à l'hôpital. Les droits d'octroi furent progressivement rétablis sous le Directoire, le Consulat et l'Empire : ils devaient subsister pendant tout le XIXe et une bonne partie du XXe siècle (en certains lieux, ils ne disparurent qu'à la veille de la guerre 1939-1945) ; perçus par la municipalité du lieu, ils étaient reversés par celle-ci, totalement ou partiellement, sous forme de subventions, aux établissements hospitaliers. Les loteries, autorisées d'abord de façon générale, devinrent un véritable monopole au profit de la bienfaisance à partir de la loi du 17 mai 1838. Les taxes sur les spectacles furent à nouveau imposées par la loi du 7 frimaire an V, d'abord à titre provisoire, puis considérées par la loi du 25 mars 1817 comme une véritable perception réglementaire assimilée aux Contributions directes : leur produit était, au XIXe siècle, partagé entre les hôpitaux et les secours à domicile. Elles subsistent encore de nos jours, mais n'entrent plus dans le budget hospitalier ; elles sont généralement versées dans leur intégralité aux bureaux de bienfaisance (= bureaux d'aide sociale depuis 1955). Enfin, depuis l'arrêt du Conseil d'Etat du 14 octobre 1809, les hôpitaux peuvent recueillir les effets mobiliers des personnes qui y sont décédées après y avoir été entretenues gratuitement, à condition qu'elles n'aient pas d'héritiers.

Dans le cadre communal, les dons et legs aux établissements hospitaliers devaient normalement retrouver la place de choix qu'ils détenaient sous l'Ancien Régime, dans les ressources hospitalières ;

dans son rapport qui précède le vote de la loi de l'an V, Delecloy proclamait qu'il fallait ne plus confondre « la libéralité particulière et spéciale dans la masse générale », ne plus tarir « la source abondante qui a fondé les hôpitaux », et les faire bénéficier de la « ressource de la bienfaisance individuelle dont nos pères avaient su tirer un si heureux parti ». A nouveau, dès l'an V, la charité individuelle se manifeste et ne fera que s'accroître sous les régimes suivants : dons et legs atteignent sous la Restauration 35 000 000 de francs, sous Louis-Philippe 47 000 000 de francs. Mais depuis la Troisième République, la valeur des dons et legs consentis aux hôpitaux, hospices et orphelinats n'a cessé de s'amenuiser : chaque fois qu'une nouvelle loi d'Assistance est intervenue, les efforts des particuliers se sont réduits d'autant ; ils semblent s'être reportés sur les œuvres proprement privées.

Administrés par des commissions locales, financés par des ressources locales, les établissements hospitaliers se ferment pratiquement à ceux qui n'habitent pas la commune (malgré les principes formels posés par la loi du 24 vendémiaire an II, déjà signalée) :

> La charité s'arrête à la barrière de l'octroi. Il y a, quant aux hôpitaux, privilège pour les gens des villes ; pourtant, quand il est malade, le pauvre de la campagne a plus besoin que celui de la ville du secours de l'hospice car il n'a pas, comme ce dernier, un médecin qui peut le visiter...

Watteville, dans son rapport déjà cité, constate les abus les plus flagrants dans les refus d'hospitalisation :

> Dans tel hôpital, on ne veut pas soigner les syphilitiques ; dans un autre les teigneux et les psoriques ; dans un troisième on n'admet pas les femmes en couches.

Il note que seuls les militaires sont accueillis à bras ouverts, quel que soit évidemment leur domicile réel : les hospices étaient alors assurés de percevoir le remboursement de leur pension par l'autorité militaire. Sans doute faut-il voir là l'origine de nos actuels « prix de journée », ainsi que dans les allocations versées aux administrations hospitalières pour les enfants trouvés et pour les aliénés qui y séjournaient. Au milieu du XIXe siècle d'ailleurs, la fantaisie la plus arbitraire règne dans le calcul de l'hospitalisation des militaires : la commission des hospices réclame, pour chaque soldat soigné, au ministère de la Guerre 8 F par jour à Lombez (Gers) et 0,27 F par jour à Pont-L'Abbé (Finistère) ; ces exemples sont des chiffres extrêmes mais les différences sont presque toujours considérables entre les établissements d'un même département, le décret du 7 germinal an XIII confirmé par l'instruction du 8 février 1823 imposant aux établissements de calculer un prix de journée, mais ne fixant aucun moyen précis d'opérer ce calcul.

Si la centralisation et l'administration hospitalières furent habituellement organisées à l'échelon communal, la loi du 16 vendémiaire an V avait cependant prévu dans son article IV que les établissements destinés aux aveugles et aux sourds-muets resteraient « à la charge du trésor national » : ces catégories d'infirmes étaient alors trop peu nombreuses pour que l'on pût songer à les regrouper utilement dans le cadre communal. C'est ainsi qu'en application de l'article IV de la loi du 16 vendémiaire, un arrêté du Directoire remit l'administration de l'hospice des Quinze-Vingts, consacré à l'hébergement des aveugles, à un agent général, sous l'autorité immédiate du ministre de l'Intérieur. Un régime semblable était instauré à la même date pour la « Maison nationale de Charenton » et les établissements de Sourds-Muets de Paris et de Bordeaux. Deux ans après, le ministre créa une commission de cinq membres, chargée de la gestion d'ensemble des établissements nationaux. Son rôle exact fut précisé par la suite ; au cours du XIXe siècle, cette commission fut sensiblement élargie, elle devint un « Conseil supérieur » de 24 membres chargé de formuler un avis sur les budgets et les principales questions administratives (voir notamment l'ordonnance du 21 février 1841), chaque établissement national particulier étant dirigé par un directeur assisté d'une commission consultative. Aux établissements prévus dans l'arrêté du Directoire, vinrent s'adjoindre au XIXe siècle et au début du XXe siècle l'institution des Sourds-Muets de Chambéry, l'asile de convalescents du Vésinet, l'hospice du Mont-Genèvre, et quelques asiles nationaux de convalescents.

Si l'ensemble des établissements hospitaliers devaient rester jusqu'à nos jours soumis au pouvoir d'une commission administrative d'essence communale, quelques rares exceptions devaient être apportées au régime général pour tenir compte de la situation très particulière des plus grandes agglomérations urbaines. A Paris, les cinq membres de la commission ne pouvaient suffire à la tâche administrative énorme qui leur était imposée ; par ailleurs, le manque de coordination entre l'assistance hospitalière (placée sous la direction de la commission des hospices) et l'assistance à domicile (régie par la Commission de Bienfaisance) aboutissait à une multiplication inefficace de la paperasserie sans réaliser leur but commun qui était en définitive l'assistance aux pauvres, malades et vieillards. Sous l'inspiration et l'ordre du préfet de la Seine, Frochot, les deux Commissions (des Hospices et de la Bienfaisance) ont été rassemblées en un « Conseil général des Hospices ». L'expérience tentée à Paris devait se révéler particulièrement heureuse et être étendue dès le Premier Empire aux autres grandes villes : Bruxelles, Lyon, Coblence, Turin, Gênes et Rome. Par la suite, une nouvelle réforme allait distinguer encore l'administration hospitalière parisienne du régime général français : en 1849, la commission *administrative* (le « Conseil général des Hospices ») qui assurait jusque-là la direction effective tant de la bienfaisance hospitalière que des secours à domicile, était réduite au rang de commission *consultative* sous le nom de « Conseil de Surveillance » : la réalité des pouvoirs passait à un directeur (« directeur général » depuis le 6 juin 1925), qui depuis lors exerce son autorité sur les services intérieurs et extérieurs, ordonnance les dépenses, prépare le budget et représente légalement les établissements hospitaliers.

2. **La tutelle du pouvoir central.** — Le système instauré par la loi de vendémiaire an V aboutissait en fait à confier la totalité des pouvoirs hospitaliers à des commissions indépendantes et toutes-puissantes. Cette direction à cinq têtes correspondait tout à fait aux conceptions administratives et politiques de l'époque directoriale : la nation et le département sont à la même date dirigés par un directoire de cinq membres, pour éviter sans doute les risques d'une dictature. Or, le régime consulaire de l'an VIII bouleversa les bases mêmes du système constitutionnel antérieur, en confiant à un fonctionnaire désigné par le gouvernement la direction effective de l'administration locale, avec l'assistance de conseils élus mais aux pouvoirs singulièrement

restreints (préfet et conseil général, sous-préfet et conseil d'arrondissement, maire et conseil municipal) ; mais Bonaparte ne toucha pas à la structure hospitalière telle qu'elle avait été prévue en l'an V, et laissa tous ses pouvoirs de direction à la commission des hospices, et jusqu'à 1958, à l'exception de Paris, les fonctionnaires salariés n'étaient encore que les exécutants des décisions de la Commission administrative.

L'influence centralisatrice du Consulat et de l'Empire devait cependant se manifester sous d'autres formes. En premier lieu, le maire (nommé par le gouvernement) devint président de la commission, qui perdit ainsi une certaine partie de son autonomie : « Il paraît juste de reconnaître comme membre-né de l'administration des hospices les maires des lieux où ils sont situés ; ils doivent en avoir la présidence et en cas de partage, leur voix doit être prépondérante. » Le maire, « président-né » de la commission, continua à jouir des mêmes pouvoirs lorsque, par la suite, il fut non plus nommé mais élu ; il les possède encore, ce qui en définitive aboutit aujourd'hui à renforcer l'influence locale au regard de l'action centralisatrice du ministère de la Santé.

En second lieu, les pouvoirs de tutelle du gouvernement se font plus précis à l'égard des établissements hospitaliers. Les sous-préfets possèdent, dès l'an VIII, un droit de surveillance très étendu qui jusqu'alors avait été attribué aux municipalités ; ils agissent sous l'impulsion de leur préfet, lui-même docilement attentif aux ordres du ministre. Le pouvoir de tutelle du sous-préfet s'éclipsera ensuite devant celui du préfet, qui joue pendant longtemps un rôle de premier plan dans l'administration hospitalière.

En troisième lieu, les règles de la comptabilité hospitalière furent définies et imposées de façon à permettre un contrôle effectif du ministère. Aucune opération financière, grâce à l'établissement de budget préalable et un contrôle du compte administratif, ne put désormais avoir lieu sans l'approbation du pouvoir central. Ainsi l'indépendance financière des établissements hospitaliers d'Ancien Régime qui pouvaient impunément s'opposer « à toute démarche pour ramener l'ordre et prendre connaissance de leurs finances » a-t-elle en fait disparu. De même, tous les actes importants de la gestion hospitalière (aliénations, réquisitions, baux à long terme, grosses réparations ou constructions nouvelles) devaient recevoir l'accord du pouvoir central. Cette tutelle existe encore de nos jours, par le truchement du préfet, et elle est l'un des moyens les plus efficaces de l'action ministérielle.

Enfin, si les commissions administratives gardaient en principe les pouvoirs d'administration les plus étendus et avaient le droit — et même par la suite le devoir — de promulguer le règlement intérieur de l'établissement dont elles avaient la direction, le gouvernement s'est toujours réservé depuis le Premier Empire le pouvoir de promulguer des règles générales applicables à l'ensemble des maisons hospitalières. La forme de ces actes réglementaires est fort variable : loi, règlement d'administration publique, décret ou même simple arrêté ministériel. Grâce à cette réglementation de plus en plus volumineuse, le régime des différents hôpitaux s'est peu à peu unifié dans l'ensemble du territoire français, qu'il s'agisse de la gestion des biens, de la discipline intérieure de la maison, du statut et de la rémunération du personnel médical ou administratif.

L'un des résultats les plus nets de l'action du pouvoir gouvernemental a été de briser, chaque fois que cette opération s'est révélée utile, le cadre communal prévu par la loi fondamentale du 16 vendémiaire an V. Ce qu'une loi avait fait, une autre loi pouvait le modifier, et c'est ainsi que les grandes lois réorganisant le régime de l'Assistance au XIXe siècle confièrent certaines charges précises aux départements. Lorsque les possibilités communales se sont avérées insuffisantes, les administrations départementales n'ont pas hésité à créer de nouvelles maisons hospitalières. Dans le même esprit, fut autorisée la création d'établissements intercommunaux, d'établissements interdépartementaux, dont le régime est copié sur celui des établissements communaux tel que l'avait conçu la loi de l'an V.

Les efforts du gouvernement allaient aboutir encore à faire éclater le cadre communal dans l'une de ses applications particulièrement déplorables. En effet, les commissions administratives refusaient habituellement l'entrée de l'hôpital aux malheureux qui n'avaient pas leur domicile dans la commune. Dès 1851, il fut précisé que « lorsqu'un individu privé de ressources tombe malade dans une commune, aucune condition de domicile ne peut être exigée pour son admission à l'hôpital existant dans la commune ». L'application de cette loi fut tournée par la plupart des établissements et encore en 1872, un député pouvait proclamer sans être contredit que « la situation des malades, des infirmes dans les communes rurales est lamentable ». Des lois postérieures mirent fin à cet état de choses regrettable : toute commune fut rattachée au ressort géographique d'un établissement hospitalier et l'admission des malades devint obligatoire lorsque le requérant remplissait les conditions prévues par la loi. Grâce à l'action gouvernementale, le cadre trop strictement local auquel les hospices et hôpitaux avaient voulu se restreindre fut considérablement élargi, et se concrétisait en une circonscription hospitalière qui allait constituer l'un des multiples éléments d'une vaste mosaïque recouvrant l'ensemble du territoire national, ainsi que l'avaient désiré, sans y parvenir, les Conventionnels.

3. **Le retour aux pratiques d'Ancien Régime.** — Dans tous les domaines de l'administration, le Consulat et l'Empire marquent une tendance très nette à revenir aux idées directrices de l'Ancien Régime ; cette tendance allait s'accentuer sous les règnes de Louis XVIII et Charles X ; dans l'évolution hospitalière, ce retour aux principes anciens fut particulièrement sensible et ses conséquences marquent encore nos institutions hospitalières actuelles.

A) *La réintégration des aumôniers et des religieuses.* — Le clergé avait été totalement éliminé des commissions hospitalières par les lois de la Législative et de la Convention ; dès le Consulat, de nombreux évêques sont désignés par le Premier Consul pour faire partie, à titre personnel, des commissions administratives des hospices du chef-lieu du département de leur résidence. Certes, il ne s'agit pas d'une mesure systématique, mais de décisions individuelles qui traduisent dans les faits l'attitude gouvernementale à l'égard de la politique de pacification religieuse, suite normale du Concordat. Sous Louis XVIII et Charles X, le clergé paroissial lui-même est souvent appelé à siéger dans les commissions administratives ; les établissements nationaux sont placés (ordonnance du 8 février 1815)

sous l'autorité du Grand Aumônier, comme pendant l'Ancien Régime. Encore en 1873, une loi vient préciser qu'à côté du maire, président-né de la commission administrative, un autre membre de droit devrait désormais siéger : le plus ancien curé de la commune. C'est la loi du 5 août 1879 qui écarta définitivement les membres du clergé (en tant que tels, car ils peuvent toujours en faire partie à d'autres titres) des commissions administratives des hospices : « En fait, dit le rapporteur de la loi au Sénat, la présence des curés, pasteurs et rabbins n'avait pas donné les résultats qu'on en attendait. Retenus par les soins de leur ministère, ils ne pouvaient remplir les fonctions qui incombent aux administrateurs. »

Mais si le clergé était évincé de l'administration hospitalière, son rôle proprement religieux était parfaitement sauvegardé dans tous les établissements charitables. Dès avant la signature du Concordat, nombreux étaient les prêtres désignés pour accomplir l'exercice du culte religieux dans les chapelles des hospices, les préfets autorisant leur présence à condition qu'ils en fassent d'avance la déclaration à la municipalité. Le ministre de l'Intérieur n'intervint lui-même que pour réglementer les grandes lignes de la réintégration du clergé. C'est ainsi que pour éviter une disproportion trop grande entre le salaire versé aux aumôniers et le revenu des hospices où ils exerçaient leurs fonctions, il fut décidé le 11 fructidor an IX que les traitements des chapelains et les frais du culte ne pouvaient être fixés que par les préfets, avec approbation du ministre de l'Intérieur lui-même. Une très grande faveur fut manifestée à l'endroit des chapelles hospitalières : si le ministre, sur proposition de l'évêque, décidait de l'ouverture ou de la réouverture d'un oratoire dans un établissement charitable, aucun impôt n'était perçu alors qu'un droit assez lourd frappait habituellement l'érection d'oratoires particuliers.

Les aumôniers hospitaliers retrouvent à cette date la plupart des pouvoirs religieux dont ils étaient investis sous l'Ancien Régime, mais sans qu'aucune obligation religieuse ou cultuelle puisse être imposée aux hospitalisés. Dans les établissements, il est désormais possible de baptiser, de célébrer le culte des morts ; parfois même le curé de la paroisse se plaint de l'aumônier de l'hôpital qu'il accuse de concurrence, dans sa « seconde église » ! Dans le cadre de cet ouvrage, il ne peut être question de retracer toutes les phases de laïcisation, ouvertes ou larvées, qui se sont succédé depuis le milieu du XIXe siècle. Au moment des lois de séparation, au début du XXe siècle, la lutte fut assez vive mais se termina en définitive par le maintien des aumôniers hospitaliers.

Actuellement, le service des cultes est assuré dans les hôpitaux et hospices de façon à ce que ceux d'entre les malades qui en manifestent le désir, soit à leur entrée, soit au cours de leur hospitalisation, puissent participer au culte auquel ils appartiennent : les ministres des différents cultes ont accès auprès des malades en traitement, sur leur demande. Les prières publiques sont toutefois interdites dans les salles, afin de respecter au maximum les croyances de chacun. Les lois récentes en matière hospitalière n'abordent pas de front l'épineuse question de la rémunération des aumôniers : dans le silence de la loi, de nombreuses commissions administratives n'hésitent pas à verser un traitement, généralement assez faible (une échelle de traitement est prévue par le ministère de la Santé publique, pour les aumôniers à temps complet).

Les congrégations religieuses n'avaient jamais disparu totalement des établissements hospitaliers : même sous la Convention, la plupart des sœurs étaient restées en place à titre individuel, sous le costume laïc. Dès le 1er nivôse an IX, le ministre de l'Intérieur autorise le recrutement des filles de la Charité ; partout, les religieuses reprennent leur costume séculaire ; là où avaient été recrutées des « servantes républicaines » sous la Convention, elles sont chassées par les commissions administratives du Consulat qui rappellent les anciennes congrégations. L'Empereur lui-même manifeste sa sympathie aux religieuses des établissements charitables en promulguant le décret du 2 germinal an XIII : Madame, mère de l'Empereur, est nommée protectrice des « Sœurs dites de la Charité et des sœurs hospitalières, dans toute l'étendue de l'Empire français ». Néanmoins, malgré cette marque insigne de faveur, les congrégations hospitalières ne sont pas entièrement libres : elles doivent alors rédiger des statuts qui sont soumis à l'approbation gouvernementale, et dont les lignes générales sont fixées par le ministre de l'Intérieur. Il était notamment prévu, pour éviter tout conflit, que les religieuses devraient se conformer aux règlements dressés par les commissions administratives tout en restant soumises, quant au spirituel, à l'évêque diocésain. Dès 1803, les cérémonies de vêture redeviennent fréquentes : les congrégations hospitalières, directement touchées par la Révolution, étaient sauvées de la mort. Elles se multiplient sous Louis XVIII et les monarques suivants : en 1847, le nombre des religieuses hospitalières dépasse 7 600 alors que celui des infirmiers, infirmières et servantes laïques n'est que d'environ 4 000.

B) *Le recours aux ressources et aux fondations privées.* — La loi du 16 vendémiaire an V avait centralisé les diverses maisons hospitalières existant alors en un établissement *public* par commune. Dès le Consulat, la tendance à recourir aux ressources *privées* se manifeste par l'arrêté du 5 prairial an XI qui accorde au bénéfice des établissements hospitaliers « le droit de quêter dans les églises et d'y poser des troncs destinés à recevoir les dons et les aumônes ».

Pour favoriser l'élan de la charité privée, le Premier Consul n'hésite pas à rétablir les droits des anciens fondateurs et à autoriser de nouvelles fondations. Les fonds nécessaires à l'entretien d'un lit dans les hôpitaux de Paris étaient fixés à 500 F de revenu net (pour un malade) ou 400 F (pour un incurable) : en l'an XI les fondateurs disposant de tels revenus retrouvaient le droit de « présentation » : ils pouvaient à nouveau désigner les bénéficiaires du lit ainsi fondé. De nouvelles fondations de lits furent également opérées par de généreux donateurs : le 29 août 1812, la reine Hortense fondait dix lits dans l'hospice d'Aix-les-Bains, se réservant « de nommer à six des lits fondés », les bénéficiaires des quatre autres lits étant désignés par l'autorité municipale. Partout en France refleurissent les fondations de lits d'hôpitaux, d'hospices, d'orphelinats, à tel point que dans de nombreux établissements provinciaux, le nombre de lits fondés au XIXe siècle est égal à celui des lits qui avaient été fondés au XVIIIe siècle ! Toutefois, la dévaluation progressive de la monnaie depuis la guerre de 1914-1918 a eu pour conséquence de rendre très difficile sinon de supprimer totalement le fonctionnement des fondations qui à l'origine étaient parfaitement viables. A part quelques très rares exceptions, la pratique des fondations de lits a disparu depuis le début du XXe siècle.

En l'an XI avaient été autorisées les fondations de lits ; en 1806, une autre entorse allait être apportée aux principes posés en l'an V, lorsqu'on permit la fondation d'établissements hospitaliers et lorsqu'on rendit aux héritiers des fondateurs d'hôpitaux une partie des droits qu'avaient si énergiquement combattus les philosophes du XVIIIe siècle. Mais on ne revint pas purement et simplement au statut d'Ancien Régime, car les fondateurs d'établissements ne pouvaient que coopérer à l'administration des établissements qu'ils avaient créés : tout hôpital ou tout hospice fondé par un particulier devait être dirigé par une commission administrative où les représentants de la commune se trouveraient en majorité ; sa création était soumise à l'autorisation expresse du ministre de l'Intérieur, après consultation et avis du Conseil d'Etat, et la tutelle du gouvernement était aussi lourde à l'égard des établissements privés que des établissements publics. Témoignage de la prépondérance de l'Etat, l'autorisation qui reconnaissait l'existence des hospices privés et leur donnait la personnalité s'appelait « brevet d'institution *publique* ».

Tout au moins, tel allait être le régime appliqué pendant le Premier Empire. Dès la Restauration, les autorisations accordées par le Conseil d'Etat tolèrent la fondation d'établissements privés beaucoup plus indépendants à l'égard de la puissance publique : les commissions administratives des établissements créés depuis cette date ne comprennent plus une majorité de représentants des organismes publics, et la tutelle de l'Etat disparaît progressivement au cours du XIXe siècle. Au lieu d'un « brevet d'institution publique », ces établissements privés obtiennent désormais une « reconnaissance d'utilité publique » par décret rendu en Conseil d'Etat, reconnaissance qui ne porte en aucune façon atteinte à leur caractère privé. Les fondations d'établissements reconnus d'utilité publique se multiplient pendant tout le XIXe siècle, sans coordination, sans plan d'ensemble, à tel point que le doyen Hauriou pouvait écrire en 1911 :

C'est ici que les institutions privées viennent le plus au secours de l'administration publique et il serait à souhaiter qu'il s'établît une entente étroite entre les deux catégories d'organisations pour éviter des déperditions de forces.

V. — L'architecture hospitalière

Les hôpitaux anciens, construits au Moyen Age, n'ont guère été améliorés jusqu'au XIXe siècle : les maigres ressources qui leur ont été dispensées pendant les trois derniers siècles de l'Ancien Régime et pendant la Révolution leur permettaient à peine de faire face aux besoins journaliers, et il ne pouvait alors être question d'entreprendre des innovations architecturales. C'est à la fin du XIXe siècle seulement que des aménagements substantiels, parfois même de véritables reconstructions, seront opérés selon des principes architecturaux différents.

Quant aux hôpitaux construits entre 1550 et 1900, ils s'évadent peu à peu des préoccupations religieuses qui avaient guidé les architectes médiévaux, pour répondre mieux à leur destination sanitaire. Un bon exemple des améliorations apportées aux conceptions médiévales nous est fourni par l'hôpital des Frères de la Charité, construit à partir de 1637 sur un terrain appartenant autrefois aux religieux de Saint-Germain-des-Prés à Paris.

Cet hôpital est situé sur une petite côte favorable à l'écoulement des eaux : la pente a permis la réalisation d'un petit égout couvert, par où sont évacuées les ordures de tout genre. Ses bâtiments, harmonieusement disposés, largement aérés par de vastes cours intérieures, réservent une très large place aux services divers nécessaires à la bonne marche de la maison : cuisine, réfectoire, office, dépense, lingerie, séchoir, vestiaire, apothicairerie (= pharmacie), etc. Les salles de malades sont situées dans le lieu considéré comme le plus sain, au rez-de-chaussée, et sont entourées de tout ce qui peut en accélérer la desserte. De plain-pied, on peut aller aux divers promenoirs, à l'église, à la salle de bains, aux salles d'opération, et aux divers services. Le personnel, composé presque exclusivement des Frères de la Charité, est logé au premier.

La répartition des salles est faite en fonction des maladies : deux salles pour les « fiévreux ordinaires », une pour les convalescents, une pour les maladies chirurgicales les plus banales, une autre pour les maladies chirurgicales graves, la dernière pour les « fièvres putrides et malignes ». Toutes ces salles communiquent entre elles (car l'hôpital ne reçoit que des hommes) : le service est ainsi plus commode et plus prompt, et les issues en sont plus facilement accessibles en cas d'incendie ; ceci n'est cependant pas sans inconvénients, du fait que les blessés peuvent être contaminés par les fièvres des salles voisines. Une innovation intéressante a consisté à prévoir un « cabinet de réception » (= salle de consultations), où les malades sont reçus les lundi, mercredi, et vendredi.

Le plan de l'hôpital Saint-Louis, construit en 1607 par Claude Vellebaux, sera pendant longtemps considéré comme un modèle, et l'aménagement de cet établissement ne sera pratiquement pas modifié jusqu'en plein XXe siècle. En 1862 encore, Armand Husson (1) note que Saint-Louis comme Cochin

(1) A. HUSSON, *Etude sur les hôpitaux considérés sous le rapport de leur construction*, Paris, 1862, p. 14-15.

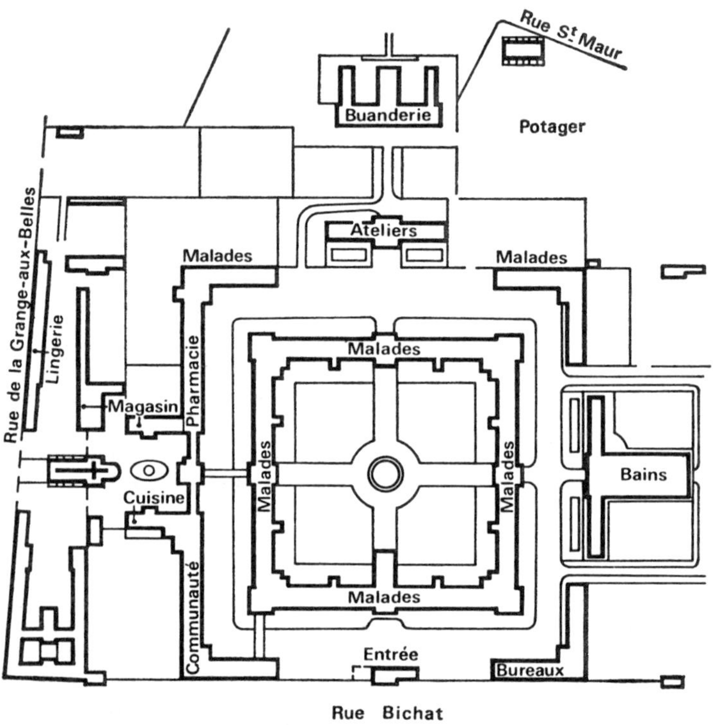

Fig. 2. — Hôpital Saint-Louis (Paris) construit en 1607 par Claude Vellefaux

On remarquera que la chapelle occupe une superficie moindre que dans les établissements similaires du Moyen Age. Le principal reproche adressé au plan général de ce type d'hôpital, par les médecins du XIXe siècle, était que « les salles de malades rentrent les unes dans les autres et laissent trop facilement circuler l'air infecté » ; l'hôpital Lariboisière (voir plan p. 58) échappera à cet inconvénient.

(et la Charité dont on vient de parler) « sont restés, à peu de choses près, ce qu'en a fait la main des fondateurs ». De vastes salles, disposées harmonieusement, reliées entre elles par d'importants couloirs, regroupent plusieurs dizaines de malades et sont assorties de différentes annexes (lingerie, buanderie, cuisine, ateliers, etc.) ; les bâtiments qui les abritent revêtent une grandiose simplicité mais évoquent l'aspect de sévères casernes, entourant de sombres cours. De 1600 à 1900, l'architecture hospitalière se modifie peu : témoin l'hôpital Lariboisière de Paris, terminé en mars 1854, qui n'est pas — dans son principe — différent des hôpitaux du XVIIe siècle, comme on peut en juger par la comparaison entre le plan de l'hôpital Saint-Louis, construit en 1607 (p. 56) et celui de l'hôpital Lariboisière (p. 58) : le seul progrès consiste à avoir isolé les salles de malades les unes des autres, en pavillons séparés par des jardins et reliés entre eux par un couloir central.

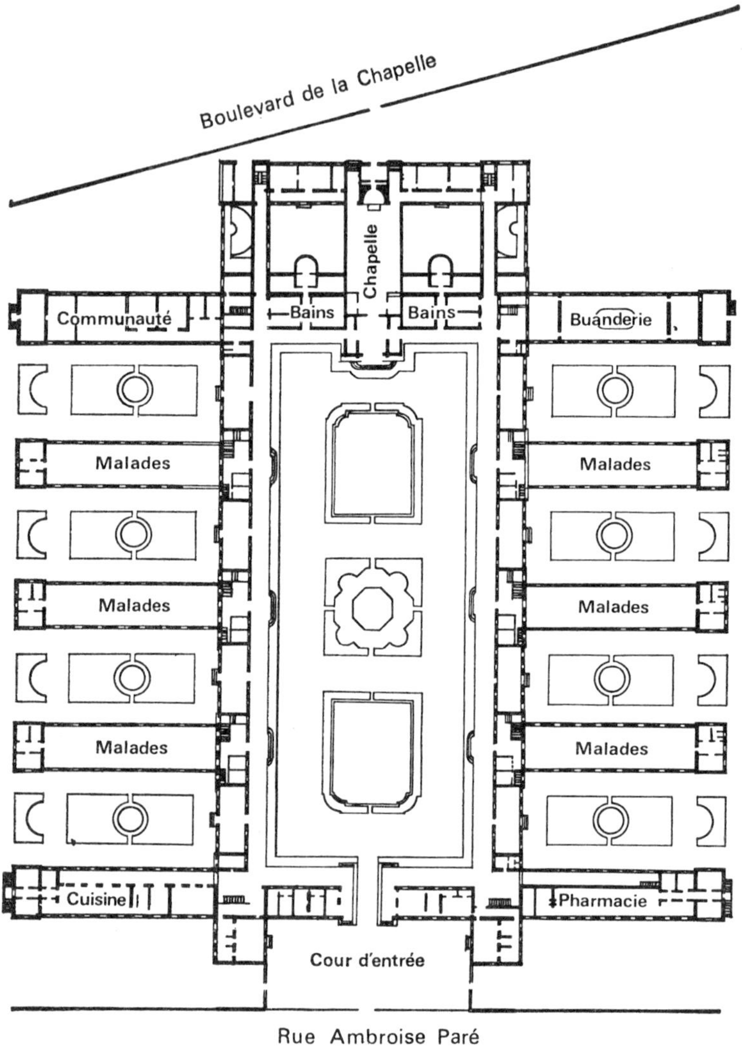

Fig. 3. — Plan de l'hôpital Lariboisière (Paris, 1854).
Les cabinets de consultation se trouvent à l'entrée. Chaque salle de malades contient 32 lits.

Chapitre III

L'HÔPITAL, CENTRE DE SOINS (XXe siècle)

Trois phénomènes essentiels ont marqué la vie hospitalière depuis la fin du XIXe siècle. D'une part, l'évolution des techniques médicales a bouleversé la conception même de l'hôpital : les progrès réalisés en tous domaines (chirurgie, produits pharmaceutiques, etc.) ont permis d'améliorer, dans une mesure jusque-là inconnue, la qualité des soins ; ils ont donné au médecin une place prépondérante dans l'établissement qui devient avant tout un centre sanitaire ; ils ont amené les gestionnaires à consacrer des sommes de plus en plus considérables aux appareillages médicaux et aux médicaments.

D'autre part, même si la notion d'assistance n'a pas disparu des conceptions hospitalières, la tendance générale qui se développe depuis 1900 marque bien que l'hôpital ne doit plus être ouvert aux seuls indigents ; elle se traduit par la loi du 21 décembre 1941, et la clientèle hospitalière couvre désormais toutes les classes de la société : la notion d'hôpital réservé à l'hébergement et aux soins des pauvres est désormais condamnée. Cette profonde transformation, alors que le coût des soins hospitaliers n'a cessé d'augmenter depuis le début du siècle, a été rendue possible en grande partie par la création et l'organisation rationnelle de la Sécurité sociale : à l'idée ancienne d'assistance aux indigents s'est substituée l'idée que tout individu doit être assuré de sa sécurité, de la permanence d'une ambiance, d'un milieu social. Les exigences manifestées par les milieux aisés qui fréquentent de plus en plus l'hôpital public ont eu des répercussions directes sur l'organisation des établissements, provoquant une amélioration du confort matériel et des conditions psychologiques d'accueil.

Il a paru enfin nécessaire de distinguer les établissements de soins et les établissements sociaux (qu'il s'agisse des maisons d'hébergement pour personnes âgées, infirmes ou incurables, et de celles destinées aux handicapés) : cette séparation rationnelle, évoquée déjà dans une circulaire ministérielle de décembre 1899, a été imposée par la loi du 31 décembre 1970. Il a d'ailleurs fallu rectifier cette dernière loi, trop systématique, le 30 juin 1975 : les vieillards, aussi bien que les infirmes ou les handicapés, ont en effet souvent besoin, eux aussi, de soins hospitaliers ; il a de même été nécessaire (en 1977) d'autoriser les « établissements sociaux » à passer une convention avec l'hôpital voisin...

Depuis 1941, les projets de réformes législatives s'étaient multipliés, mais il fallut attendre l'arrivée du général de Gaulle pour voir enfin la publication des ordonnances des 11 et 30 décembre 1958, qui restent le fondement essentiel du système hospitalier actuel. L'orientation de ces ordonnances fut complétée par la loi du 31 décembre 1970. La boulimie des réformes atteint son paroxysme avec l'arrivée du gouvernement socialiste : la loi du 19 janvier 1983 modifie le financement des hôpitaux ; une loi de 1984 instaure dans les établissements des « départements » au lieu des « services », qui sont rétablis pendant l'intermède libéral par la loi du 24 juillet 1987 ; la loi du 31 juillet 1991 opère une refonte des lois antérieures, reprenant et mettant en œuvre les principes fondamentaux posés en 1958, mais suscite encore de virulentes critiques... Au moment où le présent ouvrage est confié à l'imprimeur, plus d'une trentaine de décrets, autant d'arrêtés ministériels sans compter les circulaires explicitent la portée de cette loi, qui n'a pas bouleversé considérablement les habitudes hospitalières.

I. — La structure du service hospitalier

1. **Missions du service public hospitalier.** — Désormais déchargé de la charge d'hébergement des vieillards, infirmes, incurables, l'hôpital français est devenu de nos jours le centre de soins par excellence. Le rôle diagnostique et thérapeutique de l'hôpital est fortement affirmé, de même que sa vocation en médecine préventive.

En conséquence, depuis la seconde moitié du XIXe siècle, toute une gamme de services médicaux se sont développés en corrélation avec les progrès scientifiques : le « plateau technique » assure le regroupement de personnels et de matériels spécialisés, et son importance varie en fonction de la place de l'établissement dans la hiérarchie hospitalière. Alors qu'un « hôpital local » ne comporte bien souvent qu'un service de médecine et une maternité, un centre hospitalier régional possède toute une série de services spécialisés : chirurgie, pédiatrie, orthopédie (très développée depuis la multiplication des accidents du travail et de la route) ; la cardiologie, la rhumatologie, la gastroentérologie se sont développées ; la néphrologie a surgi, avec la dialyse rénale et plus tard la greffe du rein... Et que dire de la chirurgie cardiaque qui fait figure de vedette, tandis qu'avec la greffe d'organes apparaît l'importance primordiale de l'immunologie ? Biologie, radiologie, anesthésie ont pris leurs lettres de noblesse et commencé leur ascension spectaculaire, etc. On a pu écrire récemment qu' « il n'est pas de grande victoire contre la maladie qui n'ait été gagnée dans les hôpitaux ». Le « Service Public Hospitalier » comprend quatre types d'établissements, depuis les réformes récentes et particulièrement la loi du 31 juillet 1991 : les établissements publics de santé (appelés, selon leur importance croissante, hôpitaux locaux, centres hospitaliers, centres hospitaliers régionaux, centres hospitaliers universitaires) ; les établissements de santé privés à but non lucratif admis à participer au service public hospitalier ; les établissements de santé privés ayant conclu un contrat de concession pour l'exécution du service public ; enfin, d'autres établissements de santé privés peuvent être associés au fonctionnement du service public.

Mais l'hôpital n'est plus seulement centre de soins ; il est devenu le pivot de toute l'action sanitaire de notre pays. A titre d'exemple, faut-il rappeler que les soins sont les « moyens par lesquels on s'efforce de rendre la santé aux malades » ? Or, nombre de personnes entrent à l'hôpital sans être le moins du monde malades. Ainsi, une femme enceinte est généralement en bonne santé, surtout depuis que l'on a multiplié les visites obligatoires avant la naissance : elle a un droit absolu à être hébergée dans les services de maternité pendant une durée maximale de douze jours. L'interruption volontaire de grossesse concerne également des personnes non atteintes par la maladie, mais qui risquent de le devenir par l'acte sollicité. Et les statistiques récentes font nettement apparaître que les principaux motifs d'hospitalisation sont à l'heure actuelle l'accouchement et l'avortement, suivis de près par les maladies du tube digestif puis par les accidents et traumatismes.

L'hôpital n'est plus seulement, par ailleurs, un lieu d' « hébergement continu » des malades. Le service des « consultations externes », qui pose un problème déontologique (en raison de la concurrence avec la médecine libérale), accapare une part importante de l'activité des praticiens hospitaliers, mais ne remet pas en cause le mode de fonctionnement interne de l'hôpital. Il n'en va pas de même du *home-care*, lancé depuis 1957 dans certains établissements à l'imitation de ce qui avait été fait aux Etats-Unis et qui a donné naissance en France à deux possibilités de soins trop souvent confondues.

D'une part, a été instauré l' « hôpital de jour » : l'intervention de l'établissement se réduit soit à la journée, le patient retrouvant la nuit son environnement considéré comme favorable, soit à la nuit, le patient exerçant au cours de la journée son activité habituelle.

D'autre part, l'hospitalisation à domicile proprement dite, le *home-care* où le malade hospitalisé rentre chez lui quand son état le permet, est assez peu utilisée en France, peut-être également en raison de son coût. En effet, retourné à son domicile, le malade est pris en charge sur le plan médical et infirmier par le centre hospitalier qui lui fournit le gros appareillage nécessaire (lits tous soins, fauteuils, potences, etc.), comme le petit matériel indispensable. Le malade est alors placé sous la surveillance de son médecin de ville, qui travaille en étroite collaboration avec les praticiens hospitaliers.

Bien entendu, pour que la surveillance médicale soit efficace, le personnel hospitalier doit être assez nombreux et particulièrement qualifié pour assurer ces interventions 24 heures sur 24, par le moyen d'équipes volantes. En France, ce système concerne environ 5 % des malades sortis de l'hôpital, alors qu'aux Etats-Unis, au Canada et en Grande-Bretagne il semble qu'un malade sur cinq bénéficie de cette formule. Ces structures de soins « alternatives », officiellement confirmées par la loi du 31 juillet 1991 (et les décrets, arrêtés et circulaires qui la complètent), doivent répondre à des normes précises : elles ne peuvent être autorisées que si elles prennent en charge au moins 730 patients par an. Les préfets semblent avoir été très exigeants sur ce point et ont parfois refusé de reconnaître des structures alternatives qui fonctionnaient avant le vote de la loi...

Bien d'autres missions ont été imposées à nos hôpitaux. Ainsi, au cours du VIe plan, ont été créés les services d'aide médicale d'urgence (S.A.M.U.) qui ont provoqué une véritable révolution dans certains grands hôpitaux, d'autant plus que ces services ont été prolongés sur le terrain par des services d'urgence et de réanimation (S.M.U.R.) qui quadrillent tout le pays. Faut-il souligner que la nécessité d'une permanence sans faille entraîne l'obligation d'entretenir un personnel et un matériel suffisants pour faire face aux appels dans un délai minimum ? Ainsi, récemment, le tribunal administratif de Besançon a annulé un arrêté préfectoral donnant au Centre hospitalier régional de la ville l'agrément au S.M.U.R., au motif que les véhicules du S.M.U.R. ne comportaient pas au moins une personne titulaire du certificat de capacité ambulancière... alors que l'équipage comprenait en fait une infirmière spécialisée en anesthésie-réanimation, un sapeur-pompier et un médecin !

Si l'on ajoute à ces multiples charges le rôle que remplissent les hôpitaux dans le domaine de l'enseignement universitaire et post-universitaire (médical, odontologique et pharmaceutique) et dans la formation initiale et continue du personnel paramédical (infirmières, sages-femmes, etc.), sans compter les missions d'éducation sanitaire, on voit que l'hôpital est bien « un composant essentiel du système de santé français ».

2. **Une mission particulière : les centres hospitaliers spécialisés.** — La psychiatrie pose un problème particulier. Autrefois enfermés dans des salles spéciales des hôpitaux ordinaires... ou même dans des prisons, les aliénés furent reçus — après la loi de 1838 due aux efforts de Pinel — dans des établissements particuliers, à l'échelon du département. Depuis la dernière guerre mondiale, le nombre des malades mentaux a augmenté dans des proportions considérables et les doctrines médicales ont évolué : d'une part, on s'efforce de créer des hôpitaux psychiatriques complets et ouverts, en supprimant dans l'architecture tout esprit carcéral ; d'autre part, on a lancé une politique de « sectorisation géographique » (lois du 31 juillet 1968, du 31 décembre 1970, du 31 décembre 1985). Cette politique impose de déterminer dans chaque département des circonscriptions géodémographiques dites « secteurs » de 60 000 habitants environ pour la psychiatrie des adultes et des « intersecteurs » de psychiatrie infanto-juvénile de 200 000 habitants, à l'intérieur desquels une équipe médico-sociale assure la prévention, le diagnostic précoce, le traitement intra- et extra-hospitalier ainsi que la post-cure des malades.

Le nom de ces asiles psychiatriques a changé : on les appelle désormais centres hospitaliers spécialisés (C.H.S.), mais cette nouvelle dénomination n'a guère les faveurs du public. Changement plus spectaculaire : les différents neuroleptiques ayant remplacé la camisole de force ou les barreaux des fenêtres, il est désormais possible de soigner les malades à domicile... et les C.H.S. se vident. A titre d'exemple, le C.H.S. de Clermont-de-l'Oise, qui comptait dans ses murs 4 400 malades en 1940, 4 000 en 1965, ne regroupe plus maintenant que 1 300 à 1 400 hospitalisés. Mais, avec ses 3 000 employés (dont 125 médecins), il veille désormais sur la santé mentale de 1 200 000 personnes, avec une dizaine de « secteurs adultes » et trois intersecteurs enfants.

3. **La diversité du service public hospitalier.** — L'originalité de ce « service public » est de faire appel non seulement aux établissements hospitaliers publics (auxquels il faut adjoindre le service de santé des armées), mais aussi aux établissements privés : la loi de décembre 1970 a été complétée sur ce point par la loi de juillet 1991. Cette situation assez curieuse s'explique par l'évolution historique amorcée au XIXe siècle (voir p. 51 à 53).

Depuis le début du XXe siècle, les établissements privés de tout genre se sont multipliés : établissements à but désintéressé relevant habituellement d'associations de bienfaisance (loi de 1901), établissements créés par de puissantes sociétés industrielles (mines, sidérurgie), établissements fondés par les organismes d'assurances sociales puis de Sécurité sociale ou de mutuelles, et même établissements à but essentiellement lucratif (cliniques privées). La situation financière de ces divers établissements est généralement florissante car la Sécurité sociale leur rembourse les frais d'hospitalisation de ses assurés à un taux égal sinon supérieur à celui qu'elle accorde aux établissements publics.

Ce développement des établissements privés d'hospitalisation a parfois abouti à une véritable concurrence qui a ses défenseurs et ses détracteurs. Pour les seconds, la concurrence est liée à la notion de profit, et cette notion ne devrait pas être admise dans le domaine de la santé : « S'il existe un domaine où l'esprit capitaliste doit être éliminé, proclamait Beveridge, c'est par excellence celui-là. » La concurrence a conduit à une dispersion des efforts et des moyens, et le Pr Leriche regrettait « un désordre inoui et un gaspillage de forces insensé », s'opposant à une organisation rationnelle et cohérente. Et encore cette concurrence est-elle faussée à la base, parce que les cliniques privées, n'étant pas la plupart du temps outillées pour des interventions complexes, se limitent en fait aux opérations économiquement les plus « rentables », alors que l'établissement public est obligé d'accueillir tous ceux qui font appel à ses services.

Les partisans de l'hospitalisation privée rétorquent que « dans un domaine où la personne met en jeu le plus précieux des biens, la santé, il serait particulièrement souhaitable de voir une concurrence s'établir entre deux secteurs, l'un public, l'autre libre ». Ainsi se crée une saine et nécessaire émulation.

En fait, la totale liberté laissée aux promoteurs d'établissements privés avait abouti à des doubles emplois, provoquant une concurrence anarchique, préjudiciable à tous. C'est pourquoi fut instaurée en 1958 une politique de coordination : chaque projet de création ou d'extension d'établissement de soins comportant hospitalisation donne lieu depuis lors à une étude conduite par les services départementaux et régionaux de la Santé, puis à un examen par une Commission régionale ou nationale, au vu duquel est prise la décision ministérielle qui accorde ou refuse l'autorisation sollicitée.

Les critères retenus ont pris pour base les recensements officiels et les prévisions démographiques, les études des besoins étant faites dans le cadre des circonscriptions géographiques et selon les diverses disciplines hospitalières. Les pourcentages de refus par rapport aux demandes (comptabilisés en lits), du secteur privé se sont élevés à plus de 50 % entre 1958 et 1970, et aux yeux de nombreux spécialistes, l'armement hospitalier dont nous disposions alors était *quantitativement* suffisant, et même excédentaire pour la maternité : l'effort devrait maintenant porter sur l'aménagement des établissements vétustes ou insuffisamment équipés.

Depuis la loi du 31 juillet 1991, les établissements de santé, qu'ils soient publics ou privés, sont astreints à des missions communes. Ils assurent les examens de diagnostic, la surveillance et le traitement des malades, des blessés et des femmes enceintes en tenant compte des aspects psychologiques du patient ; ils participent à des actions de santé publique. Les établissements de santé sont en outre tenus de développer une politique d'évaluation des pratiques professionnelles, des modalités d'organisation des soins et de toute action concourant à une prise en charge globale du malade, et de procéder à l'analyse de leur activité. La nature des soins dispensés est la même pour tous les établissements : pour les soins de courte durée, avec ou sans hébergement (structures de soins « alternatives à l'hospitalisation ») ; avec hébergement pour les soins de longue durée.

Pour éviter la concurrence entre les établissements, une planification à la fois quantitative et qualitative doit être prévue par la carte sanitaire, elle-même complétée depuis 1991 par un « schéma d'organisation sanitaire », qui détermine la répartition géographique des installations et des activités de soins pour assurer la satisfaction optimale des besoins de la population. Une annexe au schéma prévoit les créations, regroupements, transformations et suppressions nécessaires au but à atteindre. Pour mettre en œuvre les objectifs retenus par le schéma, des contrats pluriannuels doivent être conclus entre les établissements, publics ou privés, les organismes d'assurance maladie et, le cas échéant, les collectivités locales.

A notre avis, le scepticisme reste de rigueur. Préalable indispensable à l'instauration du schéma d'organisation sanitaire, la suppression des lits excédentaires sera longue à réaliser... si elle l'est un jour. Déjà en 1979, il existait plus de 50 000 lits d'hospitalisation excédentaires en médecine, chirurgie, obstétrique, par rapport aux besoins recensés par la carte sanitaire et la loi du 29 décembre 1979 prévoyait fort logiquement la suppression des lits inutiles ou en surnombre ; elle ne reçut aucun commencement d'exécution. En effet, la surcapacité du parc hospitalier s'était nettement accentuée pendant les « Trente Glorieuses ». L'essor économique avait provoqué entre 1944 et 1974 la construction de nouveaux établissements et l'aménagement d'hôpitaux anciens : 139 000 lits avaient été créés, portant l'arsenal des seuls établissements publics en 1991 à 497 246 lits (dont 363 115 en hospitalisation complète, 144 400 lits d'hébergement et 19 731 places en hôpital de jour ou de nuit). Le secteur public rassemble aujourd'hui 31 Centres hospitaliers régionaux, 215 Centres hospitaliers généraux, 332 hôpitaux locaux, 106 centres de moyen et de long séjour, 99 Centres hospitaliers spécialisés et 9 autres établissements (1) ; il existe par ailleurs environ 120 000 lits dans le secteur privé. D'autre part, certaines pratiques médicales ou chirurgicales ont permis de réduire considérablement les durées d'hospitalisation, parfois même d'éviter l'hospitalisation.

Dans ces conditions, il était normal que le ministre de la Santé rappelle le 25 mai 1993 « la priorité absolue qui s'attache à résorber, dans les meilleurs délais, les surcapacités hospitalières résultant d'une inutilisation du parc hospitalier existant ». Cette circulaire était la suite logique d'une étude de la Caisse nationale d'Assurance maladie concluant à nouveau à l'existence de plus de 50 000 lits hospitaliers excédentaires (30 000 en médecine, 18 000 en chirurgie, 5 000 en obstétrique). Les préfets effectuèrent alors divers recensements et une première tranche de suppression de 22 000 lits se révélait possible sans inconvénients : le Premier ministre annonçait donc le 30 janvier 1994 la suppression ou la reconversion de 22 000 lits. Cette déclaration provoqua une véritable levée de boucliers : la Coordination nationale infirmière considéra que cette annonce constituait « un précédent gravissime d'agression contre le système de santé français » ; la fédération C.G.T. de la santé appelait à une « mobilisation générale » ; l'intersyndicat des praticiens hospitaliers s'élevait contre une re-

(1) Pour plus de détails, consulter A. Soene, *L'hôpital sous la Ve République*, Bordeaux, Les Editions hospitalières, 1994, p. 73 et s.

structuration « à la hussarde », tandis que le Syndicat national des cadres hospitaliers prédisait que « les restructurations hospitalières couraient à l'échec... ».

Les motifs profonds de cette résistance à une mesure en soi parfaitement logique sont nombreux. D'une part, les maires sont encore, comme sous le Consulat, présidents des conseils d'administration hospitalière : en 1958, le ministre de la Santé avait envisagé de les remplacer par un président élu et il s'était heurté à l'opposition farouche du ministre de l'Intérieur ; tout récemment (le 11 mai 1994) le président de la Conférence des présidents des commissions médicales des C.H.U. s'élevait contre cette anomalie ! Or les maires ne veulent pas voir diminuer la capacité de « *leurs* établissements ». D'autre part, les praticiens chefs de service ou de département considèrent le nombre de « *leurs* » lits comme un élément de leur prestige... Et enfin, toute innovation provoque régulièrement en France les récriminations des intéressés... Le gouvernement lui-même ne semble guère se plier à ses propres objectifs, puisqu'il a prévu dans le VIe Plan l'extension du service de pédiatrie de la Pitié-Salpêtrière de 190 lits supplémentaires et a fait construire un nouvel hôpital pour enfants (hôpital Robert-Debré, de 501 lits) : or les lits surnuméraires étaient particulièrement nombreux en pédiatrie, résultat heureux de l'amélioration très nette de la santé des enfants. Et c'est également à Paris, qu'a été posée la première pierre de l' « hôpital Georges-Pompidou » le 15 novembre 1993 ; cet « hôpital du futur » ressemblera à un îlot urbain de forme allongée, comprenant une demi-douzaine de bâtiments reliés par une rue couverte d'environ 200 m ; capable de recevoir en urgence 150 accidentés ou malades par 24 heures, l'établissement sera spécialisé dans le traitement des blessures de la main, des embolies pulmonaires et des affections O.R.L. Il est prévu qu'après l'ouverture de cet hôpital du Sud-Ouest parisien, quatre établissements vétustes seraient fermés (Saint-Lazare, Boucicaut, Laënnec, Broussais) : il serait de mauvais goût d'émettre des doutes sur cette éventualité de même que sur la perspective (promise par ses promoteurs) d'une économie de gestion de 130 millions de francs par an.

L'adaptation du parc hospitalier par la carte sanitaire doit de toute évidence s'accompagner d'une coordination intelligente et impartiale des équipements matériels lourds : scanners (323 dans l'hospitalisation publique, 182 dans le privé) ; imagerie par résonance magnétique nucléaire (74 dans le public, 44 dans le privé) ; lithotripeurs (25 dans le public, 16 dans le privé) ; angiographie numérisée (255 dans le public, 316 dans le privé) ; gamma caméra médecine nucléaire (223 dans le public, 134 dans le privé), etc. L'instance d'approbation, officiellement tout au moins, est le préfet de région, sur proposition de la Direction régionale des Affaires sanitaires et sociales, selon la loi de 1991 ; seuls quelques équipements vraiment très lourds dont le champ d'application dépasse la région relèvent de l'autorisation ministérielle. Telle est la doctrine ouvertement proclamée : la réalité est sans doute plus mesquine lorsque deux villes voisines ou deux établissements, l'un privé l'autre public, usent de tous les moyens de persuasion possibles pour obtenir l'attribution d'un scannographe par exemple..., et la logique arithmétique s'efface parfois devant les impératifs politiques.

4. L'humanisation des établissements hospitaliers. — Lorsqu'en 1958 l'auteur du présent ouvrage (qui était alors conseiller technique au cabinet du ministre de la Santé) envisagea de rédiger une circulaire sur l' « humanisation » des hôpitaux, des résistances assez vives se manifestèrent : d'une part, il était aberrant de vouloir humaniser l'hôpital, comme si la vocation de celui-ci n'était pas essentiellement humanitaire ; d'autre part, l'autonomie administrative des établissements leur aurait permis de ne pas suivre les prescriptions de la circulaire ministérielle qui risquait de n'être qu'un coup d'épée dans l'eau. Malgré ces objections, le ministre de la Santé, M. Chenot, signa la circulaire du 5 décembre 1958, portant sur les cinq points suivants : 1) visites des familles (autorisées partout de 13 h 30 à 15 h 30, si possible en fin de journée de 18 h 30 à 19 h 30) ; 2) présence d'un membre de la famille auprès d'un hospitalisé (enfant ou hospitalisé très gravement malade) ; 3) effets personnels (autorisation de garder objets ou linge personnels) ; 4) horaires du lever, des repas ou du coucher (qui devaient être rapprochés de ceux de la vie familiale) ; 5) accueil des hospitalisés et des visiteurs. Une enquête a été effectuée en 1970 pour étudier les suites données à la circulaire de 1958 : dans l'ensemble, les résultats sont très positifs, si l'on en juge par les rapports envoyés par 858 établissements.

Depuis 1958, de nombreux articles et rapports ont été rédigés à ce sujet ; une circulaire du 6 avril 1970 a prévu des mesures d'humanisation pour les pensionnaires des hospices ; à la même date, un « groupe de travail » a été constitué, et ses conclusions soulignent d'une part que l'humanisation apparaît comme un élément d'un ensemble beaucoup plus vaste (elle doit « s'intégrer dans des structures administratives et financières de l'hôpital ») et qu'une nouvelle impulsion devrait être donnée à l'effort d'humanisation des hôpitaux. C'est à la suite des conclusions de ce groupe de travail que le ministre de la Santé a envoyé une nouvelle circulaire, le 18 décembre 1970, rappelant les prescriptions de la précédente et insistant sur les nouveaux progrès à réaliser ; en voici quelques extraits :

« *Les consultations externes.* — L'attente dans les services de consultations externes est un des plus fréquents sujets de plaintes, situation d'autant plus fâcheuse que c'est souvent par la consultation externe que le public prend son premier contact avec l'hôpital... Les avis concordent pour estimer que le système des rendez-vous doit, dès maintenant, être posé comme une règle.

« *Dans les services d'hospitalisation.* — 1° Une synchronisation des horaires des personnels ayant accès à la chambre du malade doit être recherchée afin d'éviter les va-et-vient incessants qui perturbent le repos des hospitalisés. 2° Déjà mise en pratique dans plusieurs établissements, l'individualisation des personnes en contact avec le malade est un élément certain d'humanisation. Chaque médecin ou agent, quel que soit son grade ou sa fonction, devrait porter sur sa blouse son nom et son titre, de façon que le malade puisse toujours distinguer les niveaux de responsabilité et s'adresser à la personne compétente.

« *Les repas.* — Il importe : — de veiller à la qualité des repas et de faire en sorte que cette qualité ne soit pas paradoxalement moindre les dimanches et jours de fête ; — d'étudier une présentation des mets attrayante et personnalisée...

« *Les loisirs.* — Beaucoup d'hôpitaux ont créé des salles où les malades non alités peuvent venir lire, regarder la télévision, écouter la radio. Ces équipements doivent être exécutés dans tous les établissements. »

Le ministre insiste également sur la nécessité de l'information à donner aux malades, aux familles... et aux étudiants, en veillant à leur rappeler à chaque occasion « le principe du respect absolu de la personnalité du malade ».

Pour assurer l'application de cette circulaire de

décembre 1970, était mise en place en juin 1971 une procédure destinée à faire périodiquement le point des mesures prises en matière d'hospitalisation. En 1974, était publiée une « Charte du malade hospitalisé », qui devait être remise aux malades lors de leur admission en même temps qu'un « livret d'accueil » : cette charte « constitue une déclaration solennelle des droits du malade et notamment de son droit absolu au respect de sa dignité et de sa personnalité ».

La loi de 1991 accentue les dispositions relatives aux droits des malades : libre choix du praticien et de l'établissement, obligation de communication des informations médicales contenues dans le dossier médical, droit des personnes soignées à l'information par les praticiens des établissements et le cas échéant par les personnels paramédicaux, etc. L'idée est excellente mais une expérience personnelle du rédacteur du présent ouvrage (séjour de plus d'un mois et demi en milieu hospitalier) lui a démontré qu'*aucune* des obligations précitées n'avait été respectée à son égard ; il s'agit peut-être de l'exception qui confirme la règle.

II. — La vie administrative des établissements hospitaliers

Le XIXe siècle avait connu le régime de l'autonomie totale des établissements hospitaliers publics, rassemblés à l'échelon communal sous la direction d'une commission administrative toute-puissante, soumise à la tutelle plutôt débonnaire du préfet. Cette commission administrative, composée essentiellement de notables choisis par la municipalité, désignait en son sein un ordonnateur qui signait toutes les pièces budgétaires (recettes et dépenses) et faisait exécuter ses décisions par le secrétaire de ses séances, parfois appelé « secrétaire général » dans les établissements les plus importants. La responsabilité de la marche de l'établissement se trouvait alors comme diluée entre une commission aux séances espacées de mois en mois, et un fonctionnaire sans pouvoirs précis.

1. De la commission administrative au conseil d'administration. — Sous le Directoire, la commission administrative comprenait cinq membres élus par la municipalité ; l'Empire devait y ajouter le maire, « président-né » de la commission. Depuis le XIXe siècle, il est apparu nécessaire d'y adjoindre des médecins, dans la mesure même où leur place a grandi dans le fonctionnement de l'hôpital et, depuis 1945, des délégués de la Sécurité sociale qui participe de plus en plus au financement des hôpitaux. De même, si le centre hospitalier est appelé à recevoir des ressortissants étrangers à la commune, il a semblé utile de faire siéger à la commission des élus du département.

Les lois de 1970 et de 1991 ont modifié la dénomination et la composition de la commission administrative : elle s'appelle désormais conseil d'administration et, si nous en croyons le décret 92-371 du 1er avril 1992, ce conseil a été sensiblement élargi. Continuant la tradition qui n'a cessé, depuis le début du siècle, de voir augmenter les effectifs de la commission puis du conseil, le nombre des membres est porté de 16 à 23 dans les centres hospitaliers non centres hospitaliers et universitaires, de 25 à 32 dans les centres hospitaliers universitaires, de 9 à 19 membres dans les hôpitaux locaux.

Dans tous ces conseils d'administration est affirmé le principe de la parité entre les représentants des élus et les représentants des organismes d'assurance maladie d'une part et les représentants du personnel médical et ceux du personnel non médical d'autre part. On notera l'arrivée de deux nouveaux membres de droit dans ces conseils : le vice-président de la commission médicale d'établissement (au même titre que le président) et un représentant de la commission du service de soins infirmiers. Le président du conseil d'administration est le maire dans les établissements communaux, le président du conseil général dans les établissements départementaux (1) ; la présidence peut être déléguée de façon permanente à un élu désigné, selon les cas, par le conseil municipal ou général : cette mesure, d'ordre politique, trahit la méfiance du gouvernement à l'égard du conseil d'administration, jugé incapable de désigner son président... Le Premier ministre a annoncé, le 15 novembre 1995, que les maires ne présideront plus automatiquement les Conseils d'administration. Ce projet a, comme toute innovation, suscité de vigoureuses protestations des maires, y compris de ceux qui ne daignaient pas siéger dans le Conseil d'administration de leur ville... Comme si les conseils n'étaient pas encore assez nombreux, on y a ajouté des membres à voix consultative, par exemple un représentant des familles des personnes accueillies dans les unités de soins de longue durée là où elles existent.

Jusqu'en 1958, la commission administrative assurait seule la gestion de l'établissement hospitalier ; ainsi, c'est l'un de ses membres (l'ordonna-

(1) L'article 8 de la loi du 31 juillet 1991 distingue en effet les établissements publics de santé « communaux, intercommunaux, départementaux, interdépartementaux ou nationaux ».

teur) qui signait toutes les pièces de recettes et de dépenses et non pas le directeur de l'hôpital. Depuis 1958, les pouvoirs de gestion immédiate sont passés au directeur, le conseil d'administration ayant une compétence fixée par la loi : il vote la répartition du budget global, décide des acquisitions, des aliénations, des emprunts, fixe le règlement intérieur, statue sur les créations, suppressions, transformations des structures médicales et définit la politique générale de l'établissement.

2. **L'emprise croissante de l'Etat.** — Selon la loi de 1991, « les établissements de santé sont des personnes morales... dotées de l'autonomie administrative et financière ». Cette formule est un trompe-l'œil : depuis la seconde guerre mondiale, l'hôpital est progressivement devenu un établissement public administratif, « avec une dotation financière impérative, un conseil d'administration à compétence limitée, une institution ramenée à la fonction de gestionnaire déconcentré, et ses partenaires (syndicats, corps médical) » directement en prise avec l'Etat. Peut-on parler d'autonomie quand on sait les contraintes de tout genre qui pèsent sur les gestionnaires hospitaliers ? C'est en effet le représentant de l'Etat qui « arrête le montant de la dotation globale (de chaque établissement) et les tarifs de prestation », le conseil d'administration ne faisant que des propositions. Le fait que la section II du titre II de la loi de 1991 impose de soumettre tout projet de création, d'extension des activités hospitalières à autorisation préalable pourrait dispenser de tout commentaire, si nombre d'autorisations n'étaient pas ailleurs prévues par les décrets et arrêtés d'application. A la tutelle de l'Etat s'est lentement substituée une gestion

centralisée : l'autonomie est désormais bridée par la coercition...

Mais ce profond changement n'est-il pas la suite logique du rôle nouveau reconnu à l'Etat, comptable de la santé de tous les citoyens ? L'intervention du gouvernement dans la marche des établissements de soin paraît de plus en plus indispensable, dans la mesure même où il doit veiller à l'égalité des citoyens dans l'accès au service public (donc au service hospitalier) et à l'utilisation optimale du financement de toutes les institutions du pays. Seul le ministère de la Santé peut imposer une politique de répartition cohérente des charges entre les établissements hospitaliers : lors du scandale kafkaïen du service des urgences en 1990, fut programmé un plan national de restructuration, distinguant entre deux types de services, répartis entre les hôpitaux (service d'accueil des urgences d'une part, et simple « antenne d'accueil et d'orientation » d'autre part). N'est-ce pas le devoir du gouvernement de renforcer la sécurité dans les hôpitaux, comme l'a prévu le Conseil des ministres du 13 juillet 1994 à propos du fonctionnement des urgences, du déroulement des naissances, de la consultation préanesthésique avant intervention chirurgicale, ou de l'organisation des salles de réveil ? Des plans ont été prévus pour renforcer les normes de fonctionnement des services, pour garantir la présence de personnels spécialisés et qualifiés, comme celle des matériels nécessaires. Ces plans prévoient aussi de regrouper les moyens en pôles de compétence, chaque pôle étant adapté à un certain niveau de soins, et l'ensemble constituant des réseaux qui assureront une meilleure répartition des tâches et une meilleure coordination des activités...

3. Le directeur. — La réalité du pouvoir exécutif à l'intérieur de l'hôpital est passée progressivement de l'organe délibérant au directeur, qui assure effectivement la conduite générale de l'établissement. Il a acquis deux sortes de pouvoirs, qui se sont peu à peu affirmés de 1941 à 1990 ; d'une part, il est chargé de l'exécution des délibérations du conseil d'administration et, à ce titre, il a une compétence liée ; d'autre part, il est chef d'un service public et dispose d'une compétence générale qui lui est propre pour régler toutes les affaires de l'établissement qui ne sont pas du ressort du conseil d'administration tel qu'il est limitativement déterminé par la loi.

Il exerce désormais, depuis les ordonnances de 1958, les fonctions d'ordonnateur des dépenses et des recettes. Il possède le pouvoir hiérarchique sur la quasi-totalité du personnel ; il est membre — ou secrétaire — des divers conseils ; il passe les marchés au nom de l'établissement et assure, dans l'hôpital, l'organisation, le bon fonctionnement et, si nécessaire, la police interne.

Ces pouvoirs accrus ont amené à libérer le directeur de l'emprise des contingences locales : autrefois désigné par le préfet, il est maintenant nommé par le ministre de la Santé selon des règles strictes qui assurent son indépendance. Et surtout, les fonctions de directeur ne sont confiées qu'à ceux qui ont fait preuve de leurs qualités professionnelles et qui ont bénéficié d'une formation adaptée : l'Ecole nationale de la Santé publique dispense aux futurs directeurs, recrutés par concours, un enseignement visant d'une part à initier les élèves à un certain nombre de langages et de techniques, d'autre part à les former à la gestion moderne des entreprises.

On a pu parler, à propos de cette nouvelle génération de directeurs d'hôpitaux, de « l'ère des organisateurs » ; ils ont en effet réussi à adapter les établissements à leurs missions nouvelles, dans des conditions souvents difficiles. De 1958 à 1980, ils jouissaient du « privilège unique » d'exercer un « pouvoir de proconsul, à partir de prérogatives importantes, avec la seule obligation de respecter la légalité et de réussir sa mission à partir d'objectifs généraux ». Depuis quelques années, le proconsul est mort : ce n'est plus un manager détaché dans un établissement, mais le gestionnaire de santé publique que l'Etat place à la tête de l'hôpital pour y être la courroie de transmission de ses décisions (ce qui n'exclut toutefois pas l'initiative dans le cadre des instructions...).

Selon l'importance de l'établissement qui lui est confié, le directeur est assisté d'une équipe de collaborateurs plus ou moins nombreuse. Ainsi, dans un Centre hospitalier régional, un directeur général aura à ses côtés un directeur général adjoint chargé de le suppléer en cas d'absence et de le seconder dans la coordination des services, un directeur adjoint chargé de la gestion des services économiques, plusieurs attachés ou assistants de direction qui se voient attribuer par délégation la responsabilité de tel ou tel secteur, etc. Dans les hôpitaux moins importants, l'équipe du directeur sera réduite à un attaché de direction chargé des services économiques et éventuellement un autre attaché, chargé le plus souvent des questions de personnel ou de finances.

4. Les organes de concertation. — Dans chaque établissement, existent divers organes de concertation, destinés à aider le directeur et le conseil d'administration en vue d'une meilleure gestion de l'établissement. Au premier rang, vient la commission médicale consultative, qui assure le moyen d'expression officiel du corps médical de l'hôpital en tant que corps constitué. Créée par un décret du 17 avril 1943, la Commission Médicale Consultative (C.M.C.) a vu son rôle se renforcer jusqu'à la loi de 1970 : l'article 24 de cette loi précise en effet qu'elle doit émettre un avis *obligatoire* sur le budget et sur les comptes, en dehors des vœux et des avis techniques qu'elle pouvait adresser à la direction de l'hôpital depuis 1943. Bien entendu, nombre de décrets et d'arrêtés ont modifié la composition et le rôle de cette commission ; le décret 92-443 du 15 mai 1992 a précisé diverses dispositions relatives aux « commissions médicales d'établissement » (nouveau nom des C.M.C.) et aux « comités consultatifs médicaux ».

Il existait depuis la loi du 31 décembre 1970 un organe consultatif dont la création avait été recommandée auparavant par circulaire : le Comité Technique Paritaire. Il n'est plus paritaire depuis la loi de 1991 (et le décret du 15 mai 1992) ; il a donc changé de nom : la composition de ce « Comité Technique d'Etablissement » est variable selon le nombre des agents de l'établissement mais comprend nécessairement trois collèges rassemblant les différentes catégories d'agents. Ce comité est consulté sur les divers aspects du fonctionnement de l'établissement liés à l'emploi, de même que sur la politique générale de l'hôpital.

On trouve par ailleurs dans chaque établissement une série de commissions, comités, etc. : ainsi, le Comité de Gestion du Fonds social peut obtenir des prêts du Comité national de Gestion du Fonds social aux logements, crèches et haltes-garderies, tandis que les conseils de service et de département doivent « permettre l'expression des personnels »...

Le « Comité d'hygiène, de sécurité et des conditions de travail » est devenu l'instance où s'étudie la politique de l'établissement en matière de prévention des risques professionnels et d'amélioration des conditions de travail. Depuis la loi de 1991, a été créé dans chaque département ou service un « conseil de service » pour faciliter la participation des personnels à la gestion, sous la présidence du chef de service ou de département. Un « Comité de lutte contre les infections nosocomiales », composé de 12 membres au maximum, organise et coordonne une surveillance continue des infections dans chaque établissement, dont les risques n'ont malheureusement pas encore disparu.

La situation personnelle des agents hospitaliers, répartis en quatre corps (catégories A-B-C-D), est étudiée par des « commissions paritaires », au nombre de trois par établissement : commission administrative paritaire n° 1 (pour la catégorie A), n° 2 (catégorie B), n° 3 (catégories C et D). Selon le décret n° 92-794 du 14 août 1992, ces commissions ont un rôle consultatif et donnent des avis au directeur de l'établissement sur les questions individuelles (titularisation, avancement, sanctions, etc.).

5. **Groupements et syndicats interhospitaliers.** — Dès 1967, la Fédération hospitalière de France, dont le dynamisme est à la hauteur de l'idéal, préconisait la création d' « unions régionales hospitalières », constituant des établissements publics, qui auraient été chargées de la gestion de services communs et de tâches d'études, de planification et de formation de personnel : des résistances se firent jour, dans la mesure même où les municipalités et les commis-

sions administratives hospitalières désiraient garder leur traditionnelle autonomie. Les lois de 1970, de 1984 et de 1991 se sont efforcées d'assurer une coordination minimale entre les institutions et les hommes.

Sur le plan des établissements, l'évolution a abouti à confirmer l'existence des « syndicats inter-hospitaliers » ; par ailleurs, chaque établissement peut « signer des conventions » (ainsi un contrat a été passé entre le Centre national de la Recherche scientifique et l'Assistance publique de Paris d'une part et avec les Hospices civils de Lyon d'autre part) ; tout hôpital peut adhérer à un groupement d'intérêt public ou à un groupement d'intérêt économique. Il est précisé dans la loi de 1991 que les établissements publics de santé « peuvent participer à des actions de coopération, y compris internationales, avec des personnes de droit public et privé ».

La carte sanitaire fixe les limites des régions et des secteurs sanitaires. Désormais, dans chaque secteur sanitaire, est instituée une « conférence » formée des représentants des établissements de santé, *publics ou privés* : cette conférence est notamment « chargée de promouvoir la coopération entre les établissements du secteur ».

6. **Les régimes particuliers.** — Fidèles à une tradition plus que centenaire, les lois du 31 décembre 1970 et du 31 juillet 1991 ont maintenu des statuts particuliers pour quelques grandes villes de France. C'est ainsi que l'Assistance publique à Paris (désormais dénommée Assistance publique - Hôpitaux de Paris) continue à jouir d'un régime spécial, qui tend cependant à se rapprocher des normes nationales ; il en va de même pour les Hospices civils de

Lyon, pour l'Assistance publique de Marseille (régime précisé par le décret nº 92-1099 du 2 octobre 1992).

III. — La vie financière des établissements hospitaliers

C'est sans doute dans le domaine financier que les hôpitaux français ont connu le bouleversement le plus spectaculaire depuis le début du siècle. Vers 1900, les dépenses les plus importantes concernaient l'hébergement hôtelier des malades, et les frais de personnel étaient peu considérables, en raison de la présence d'un personnel congréganiste nombreux. Actuellement, les postes de dépenses concernant le personnel de tout ordre (médical ou non), le matériel, la pharmacie occupent la place la plus importante dans les budgets des établissements (où l'on distingue normalement deux sections : exploitation et investissement).

Depuis 1900 également, les recettes ont connu des changements considérables. A la fin du XIXe siècle les produits des immeubles, les rentes de tous ordres, les accessoires de la dotation, les subventions communales et les diverses taxes représentaient encore 66 % des recettes et se dénommaient alors « recettes ordinaires » ; les recettes extraordinaires (dons notamment) formaient 13 % du total ; les remboursements de frais d'hospitalisation 21 %. En 1938, si les recettes extraordinaires gardaient le même pourcentage, les remboursements de frais d'hospitalisation dépassaient déjà (44 %) les recettes ordinaires. En 1957, les recettes ordinaires et extraordinaires, ensemble, ne formaient plus que 5 % du total des recettes, les remboursements de frais d'hospitalisation atteignaient 95 %.

1. **Du « prix de journée » au « budget global ».** — Le remboursement des frais d'hospitalisation était, jusqu'à une période récente, opéré selon le système du « prix de journée ». Ce système, hérité du début du XIXe siècle où l'autorité militaire remboursait aux hôpitaux un forfait journalier pour les militaires qu'ils hébergeaient, s'est progressivement étendu aux frais d'hospitalisation des indigents payés par les communes voisines de l'hôpital (1851), puis aux frais de séjour des enfants assistés (1869), et enfin aux malades payants, de plus en plus nombreux depuis le début du XXe siècle.

Dans le même temps, le calcul du prix de journée est devenu de plus en plus complexe. En 1893, ce calcul était opéré tous les cinq ans par le préfet ; en 1918, un décret permit la révision annuelle. Jusqu'en 1984, le prix de journée était fixé en fonction du budget général de l'établissement, dont il n'était que le reflet : le préfet devait approuver budget et prix de journée avant le 1er janvier de l'année d'application.

Comme au XIXe siècle, le prix de journée était un prix « tout compris », c'est-à-dire qu'il demeurait le même quel que fût le coût des produits pharmaceutiques, des produits sanguins, des prothèses chirurgicales dont bénéficiait effectivement le malade, ou de l'intensité de la surveillance requise par la gravité des cas traités. Ce prix forfaitaire, qui traduit la nécessaire solidarité sociale à l'égard des hospitalisés, a été progressivement différencié en raison des progrès (et du coût) de la médecine : il était très différent selon le service où le malade était hospitalisé (à Amiens, en 1980 : 844 F en chirurgie générale ; 1 102 F en neurochirurgie ; 655 F en médecine générale ; 371 F en gériatrie ; 230 F en moyen séjour ; etc.).

Ce prix de revient journalier était lui-même déterminé par le quotient d'une division ayant pour dividende les prévisions de dépenses du budget et pour diviseur un nombre de journées égal à la moyenne du nombre des journées d'hospitalisation des trois dernières années : c'est donc à partir du budget prévisionnel qu'était calculé le prix de journée.

Ce système du « prix de journée » a été vigoureusement critiqué par des économistes qui étaient sans doute distingués, mais peu réalistes. Ils lui reprochaient notamment ses effets « hautement inflationnistes » : si l'on désirait un prix de journée confortable pour l'année suivante, il fallait faire tourner la machine à plein. Plus les médecins hospitalisaient, plus ils prescrivaient d'actes, plus rentable était la gestion, puisque de toute manière le client et la Sécurité sociale paieraient...

Pour éviter ces inconvénients (qu'on aurait pu supprimer par des consignes très strictes), on a inventé la notion de « budget global », à l'imitation du Québec et de la Grande-Bretagne (où ce système fonctionnait depuis trente-sept ans) : ce dernier pays était « le seul à avoir su maîtriser ses dépenses de santé », prétendait-on... tout en reconnaissant que « l'exemple anglais était difficilement transportable en France... ». La loi du 19 janvier 1983 (complétée par le décret du 11 août 1983 puis par les lois du 2 décembre 1985 et du 31 décembre 1986) prévoit que « la part des dépenses prises en charge par les régimes d'assurance maladie fait l'objet, chaque année, d'une dotation globale au profit de chaque établissement ». Le budget prévisionnel, qui servait autrefois de base à l'établissement du prix de journée différencié, est désormais « global », ce qui ne modifie nullement la réalité économique :

ce n'est pas en changeant les casseroles qu'on fait nécessairement de la meilleure cuisine... D'autant plus que le « budget global » n'empêche pas le maintien d' « un tarif journalier pour les malades non couverts par un régime d'assurance maladie » (1) !

Il fallait cependant réduire la progression des dépenses hospitalières qui augmentaient chaque année de 16 % depuis 1950 et de 19 % depuis 1979 : en 1982, le financement des hôpitaux français représentait 142 milliards de francs (103 pour le « public », 39 pour le « privé »), soit plus de la moitié des dépenses totales de santé. La situation générale de l'économie française ne permettait plus de continuer à ce rythme... En conséquence, le gouvernement décide en 1983 que « le taux directeur national d'augmentation des dépenses hospitalières » est fixé à 6,1 %. Depuis lors, le pourcentage n'a guère augmenté, loin de là. En même temps, un décret du 31 mars 1983 mettait une partie de l'hébergement hôtelier à la charge des hospitalisés (forfait journalier de 20 F, dont le tarif a augmenté chaque année ; la dernière augmentation, très forte, décidée le 16 octobre 1995 a suscité de multiples protestations...).

La conjonction de ces deux mesures (instauration du « budget global » et restriction de l'augmentation annuelle) ne permet pas de déterminer l'impact de chacune d'elles. L'un des avantages du budget global a été d'assurer une meilleure trésorerie hospitalière, dans la mesure où chaque mois la Caisse d'Assurances maladie verse une allocation aux établissements hospitaliers, allocation fixée au

(1) Les ressortissants étrangers sont dans ce cas : théoriquement leurs Etats devraient rembourser leurs frais d'hospitalisation. En fait, nombreux sont les gouvernements qui ont accumulé des dettes considérables !

douzième des dépenses de l'année précédente et versée entre le 15 du mois courant et le 15 du mois suivant (loi du 2 décembre 1985).

Quant aux restrictions budgétaires, leurs conséquences se mesurent aisément, et l'avenir est facilement prévisible. Les dépenses courantes (matériel, pharmacie et frais de personnel qui représentent près de 70 % du budget) sont sans nul doute maintenues, mais la prodigieuse expansion hospitalière des « Trente Glorieuses » est désormais stoppée. Aucune création d'emploi n'est envisagée, le « redéploiement » entre services et établissements étant la règle imposée à tous... et les syndicats dénoncent alors les drames liés à l'insuffisance du personnel soignant dans certains hôpitaux. Les médecins accusent le préfinancement de l'hôpital de provoquer le conservatisme et la démotivation. Les administrateurs constatent que les nouvelles mesures « déstabilisent l'hôpital, en modifiant profondément les structures de décision au profit de la Sécurité sociale » et prévoient : « Nous gérerons le déclin dans une approche rétrécie au seul maintien... de l'activité hospitalière traditionnelle. » Il s'agit maintenant de « gérer la pénurie » (Dominique Joly) et de « se confronter aux difficultés de notre temps » (Bérégovoy). A l'inverse, certains prétendent que « le freinage autoritaire des dépenses hospitalières, loin de mettre les établissements en difficulté, les contraint plutôt à assainir leur gestion » et que « la rigueur est bénéfique » (*Libération* du 19 février 1985)...

Autrefois, le prix de journée était établi par services et permettait d'évaluer l'activité et le coût de chaque unité hospitalière. Bruno Durieux, ministre délégué à la Santé, reconnaissait en mars 1991 que « faute de comptabilité analytique, on ne connaît pas... le coût des activités de soin » : il démontrait ainsi l'un des inconvénients majeurs du soi-disant « budget global ».

On remarquera en outre que, depuis la mise en œuvre du « budget global », le taux directeur fixé par l'Etat pour l'augmentation des dépenses n'a jamais été respecté. En effet, ce taux directeur est précisé en octobre pour l'année suivante et ne peut prendre en compte les dépenses apparaissant en cours d'année (... et qui sont souvent imposées par l'Etat lui-même, résultant par exemple d'accords salariaux ou de la hausse de la cotisation-retraite, etc.). Ainsi, en 1989, le taux directeur avait été fixé à 3,55 %... et il a atteint en réalité 5,64 ; en 1995, prévu à 3,80, il dépasse plus de 5... En 1996, le taux directeur est fixé à 2,1 %... : s'il est respecté, la Fédération hospitalière de France prévoit que les établissements seront amenés à « geler » environ 8 000 postes d'agents hospitaliers pendant l'année... et fait part au gouvernement de son « extrême préoccupation ». Sur le strict plan financier, l'instauration d'une dotation globale de financement a abouti à ralentir la croissance des dépenses hospitalières, dont la part dans l'ensemble de la consommation de soins a décru : 53,2 % en 1980 et 48,8 % en 1993 (soit 307 141 millions) (1).

2. **La médecine privée à l'hôpital public.** — Pour éviter de voir les médecins se diriger plus vers les cliniques privées que vers les hôpitaux publics, il fallait assurer aux praticiens du secteur public la possibilité de percevoir des honoraires comparables

(1) *Annuaires des statistiques sanitaires et sociales*, 1995, p. 323. La Commission des comptes de la Sécurité sociale avance des chiffres différents : en 1993, les frais hospitaliers représentent 212 793 millions (régime général) ou 265 645 millions (tous régimes), mais la réduction est sensible par rapport aux années antérieures.

à ceux qu'ils auraient touchés dans le secteur privé.

Dans un premier temps, en 1941, ont été autorisées les « cliniques ouvertes » : au sein même de l'établissement public, mais dans un espace aménagé, les membres du corps médical (même s'ils n'étaient pas médecins de l'hôpital) pouvaient, si ces derniers le demandaient, faire admettre les malades de leur clientèle privée, les honoraires étant débattus entre les parties intéressées sans que l'hôpital ait à intervenir. Les chambres réservées à cette clientèle devaient être groupées et nettement séparées des salles destinées à la clientèle normale de l'hôpital. Bien entendu, le malade ne pouvait être admis en clinique ouverte que si lui-même ou la personne responsable qui l'avait conduit à l'hôpital avait expressément sollicité son admission en signant une notice spéciale. Il pouvait faire appel au praticien de son choix, hospitalier ou non ; dans tous les cas, l'administration hospitalière percevait une redevance forfaitaire en contrepartie des services rendus. Le prix de journée était fixé selon des modalités comparables à celles qui viennent d'être étudiées, le conseil d'administration pouvant majorer de 10 % au maximum le prix demandé aux hospitalisés de la même catégorie. Généralement bien accueillies par le corps médical et par la clientèle hospitalière, ces cliniques ouvertes ont fait l'objet de vives critiques de la part de l'Inspection générale des Affaires sociales qui a demandé que soit mis fin aux abus : « En sélectionnant les malades, certains praticiens arrivent à obtenir avec 10 lits de clinique ouverte des honoraires très supérieurs à ceux que leur procurent 30 lits de service hospitalier. Un chirurgien se trouvant seul de sa spécialité dans un hôpital peu important est tenté de placer en régime commun les malades nécessitant une intervention minime et en clinique ouverte ceux qui donnent lieu à une intervention d'une certaine ampleur puisque les conditions de sa rémunération ne sont pas les mêmes. »

Dans un second temps, les « cliniques ouvertes » ont disparu, faisant place à ce qu'il est convenu d'appeler « le secteur privé » des praticiens à plein temps de l'hôpital public. Les textes qui ont instauré le plein temps hospitalier (ordonnances de 1958 et lois postérieures) ont en effet habilité ces praticiens, dans certaines conditions, à donner des consultations privées dans les locaux de l'hôpital en utilisant le personnel et le matériel de l'établissement, ainsi qu'à disposer, dans leur service hospitalier, d'un certain pourcentage de lits pour y recevoir des malades dits privés. Les honoraires du praticien étaient alors fixés par entente directe avec le malade ; l'hôpital, en compensation du matériel utilisé, percevait un pourcentage forfaitaire des honoraires.

Cette situation, exceptionnelle dans la fonction publique française, suscitait les protestations du Syndicat national des Cadres hospitaliers (composé d'administrateurs). Il soulignait, en mars 1979, que « la clientèle qui fuyait naguère l'hôpital public y vient maintenant sans hésitation, dès lors qu'elle est sûre d'y être mieux soignée qu'ailleurs et dans des conditions d'hôtellerie acceptables » : inutile donc d'y admettre une clientèle « privée » ! Ce même syndicat remarquait qu'une large partie des jeunes praticiens hospitaliers exerçant à plein temps « se refusaient à avoir une activité privée d'hospitalisation ».

Une troisième étape fut franchie avec l'arrivée au pouvoir d'un gouvernement socialiste. Une simili-concertation fut organisée par le ministre de la Santé dès 1982, à laquelle refusèrent de prendre part la plupart des hospitaliers en fonction, regroupés sous la bannière de « solidarité médicale », mouvement animé par le Pr Bernard Debré, petit-fils du Pr R. Debré et fils de l'ancien Premier ministre Michel Debré. Malgré les protestations et les grèves des intéressés, le « secteur privé » devait disparaître, disparition progressive prévue par toute une série de textes s'échelonnant eux-mêmes d'octobre 1982 à février 1984. Le praticien hospitalier doit, depuis le décret du 29 décembre 1982, un service hebdomadaire de 10 demi-journées. La loi du 28 octobre 1982 (art. 1) supprime le secteur privé mais prévoit (art. 2) son maintien possible, sans réservation de lits, jusqu'au 31 décembre 1986 : cette dernière date tenait évidemment compte d'un possible renversement de majorité gouvernementale.

Effectivement, le nouveau ministre de la Santé, Mme Barzach, envisagea le retour au « secteur privé », qui « correspond à un besoin et à une demande des malades », tout en convenant qu'il ne fallait pas retomber dans ses « effets pervers ». Désormais (loi du 27 janvier 1987, art. 23) les praticiens statutaires exerçant à plein temps sont autorisés à accomplir une activité libérale dans l'établissement hospitalier, soit en consultations, soit en hospitalisation et actes médico-techniques, dans la limite du cinquième de la durée de leur service hebdomadaire. L'autorisation est délivrée par le préfet, après avis du conseil d'administration et de la commission médicale d'établissement ; il s'agit d'un « contrat » passé entre le médecin et l'hôpital, contrat renouvelable tous les cinq ans. Sur les honoraires perçus, le médecin devra verser une redevance forfaitaire à l'hôpital ; pour éviter les abus, une « commission de l'activité libérale » est créée dans chaque établissement, ainsi qu'une commission nationale de même type auprès du ministre chargé de la Santé.

On en est donc revenu, à peu de choses près, au système instauré en 1958.

3. **La durée de séjour et l'occupation des lits.** — L'hôpital étant devenu une entreprise de santé au service de la nation, on considère comme indispensable qu'il « tourne à plein », c'est-à-dire que les malades y séjournent le moins longtemps possible et que ses lits soient occupés au maximum.

Il est évident que les progrès scientifiques et techniques ont tendu, depuis la Libération, à réduire la durée moyenne des séjours : cette réduction a parfois abouti à une augmentation du prix de revient journalier mais, dans l'ensemble, le coût total des traitements a diminué.

Dans l'ensemble, la durée moyenne d'hospitalisation a baissé partout, mais elle est encore très variable d'un établissement à l'autre. Ainsi, en 1975, elle était à Paris de 22 jours, avec un taux d'occupation des lits de 85 % ; dans les centres régionaux hospitaliers, de 16 jours seulement, avec un taux d'occupation des lits de 80 % ; mais dans les hôpitaux de moins de 100 lits, elle était de 88 jours, avec un taux d'occupation de 93,8 %. La recherche du plein emploi optimal permet de réduire les prix de revient dans la mesure où ceux-ci sont conditionnés par des charges fixes : des prix de revient trop élevés s'expliquent parfois par un taux d'occupation insuffisant ; à l'opposé, des prix de revient faibles peuvent résulter d'une suroccupation des services et appellent alors des mesures correctives.

Mais il serait aberrant de se référer uniquement à cette durée moyenne de séjour qui, sur l'ensemble du pays, serait de 10 jours et demi, contre 11,8 jours en 1980. En effet, les durées de présence varient de façon importante selon l'âge, le sexe, et les types de services hospitaliers : elles sont en moyenne d'une vingtaine de jours pour les moins de 2 ans et d'environ 2 ans pour les 80 ans et plus, d'une quinzaine de jours en maternité, 14 en chirurgie, 77 en médecine spécialisée, de plus de 200 jours en moyen séjour, de plus de 3 ans en long séjour et sont maximales en psychiatrie.

On constate également des différences sensibles si l'on calcule le nombre de journées d'hospitalisation

Nombre de journées d'hospitalisation par personne, France 1983, Assurance maladie régime général

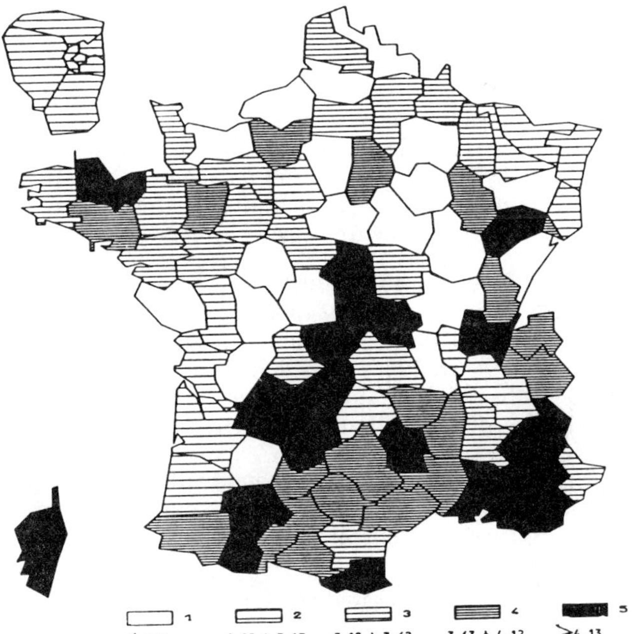

(Extrait de *Revue hospitalière de France*, mai 1987, p. 425.)

par personne, selon les départements : il est par exemple en dessous de 2,84 dans le Nord et au-dessus de 4,13 en Corse : la carte ci-contre témoigne de sensibles divergences...

On remarquera que cette statistique géographique ne coïncide pas avec celle du nombre de lits d'hospitalisation par habitant. En effet, pour des raisons diverses (facteurs historiques, jeu des influences politiques, etc.), des inégalités flagrantes subsistent entre les régions. Certaines sont suréquipées, d'autres nettement sous-équipées : alors que la norme nationale est d'environ 5,5 lits pour mille habitants, l'Alsace en possède 7,35 ‰, alors que le Nord atteint à peine 3,50 ‰. Au total, dix régions sont en dessous de la norme, et ce sont évidemment ces régions qui ont un taux d'occupation des lits supérieur à la moyenne. A titre de comparaison, on notera qu'en 1980 le nombre de lits pour mille habitants est de 15,6 en Finlande et de 5,2 aux Pays-Bas, ce qui n'implique pas que la santé des Scandinaves soit trois fois supérieure à celle des Néerlandais...

4. **Les dépenses hospitalières.** — L'augmentation annuelle des dépenses hospitalières a été freinée, comme nous l'avons vu, par les mesures draconiennes prises en 1983. En 1985, elles représentaient 186,3 milliards de francs, soit un peu moins de la moitié des 402,9 milliards de cotisations de santé de Sécurité sociale.

Encore que les proportions soient différentes d'un établissement à l'autre, les coûts de gestion moyens d'un établissement hospitalier se répartissent ainsi :

Entretien et réparations	2,5 %
Frais médicaux pharmaceutiques	8,2 –
Frais d'hôtellerie	8,3 –
Frais financiers et divers	15,6 –
Frais de personnel	65,4 –

Les proportions respectives de dépenses varient évidemment selon qu'il s'agit d'un petit hôpital local, d'un hôpital général, ou d'un centre hospitalo-universitaire où est concentrée la haute technologie (où le personnel est plus nombreux et représente 70 % des dépenses).

Dès avant l'instauration du budget global, des règles très strictes ont été édictées pour éviter tout dépassement des dépenses. Une circulaire du 17 septembre 1979 fait interdiction aux comptables de payer une dépense au-delà des autorisations figurant au budget primitif (sauf virements de compte à compte), ce qui interdit aux hôpitaux tout déficit par dépassement des crédits de dépense...

Cependant, tout en enserrant le budget dans des limites très strictes, le gouvernement n'hésite pas à lui imposer de nouvelles tâches : un bon exemple nous en est donné par la création, au 1er janvier 1986, d'un traitement informatisé d'informations médicales dont l'objet est la production de résumés de sortie standardisés.

Depuis une vingtaine d'années, les grands hôpitaux utilisaient l'ordinateur pour leur gestion administrative, la facturation des frais de séjour, la paie du personnel, la gestion des stocks, etc. Dès 1983, un projet de médicalisation du système d'information (P.M.S.I.) visait à constituer une banque de données comportant des informations médicales sur les hospitalisations de court séjour. Cette banque devait servir à établir des groupes homogènes de malades (G.H.M.), ayant subi des traitements analogues. Afin de constituer cette banque de données, il convient de recueillir des informations médicales sur le séjour du malade dans l'unité d'hospitalisation qu'il aura fréquentée : ces informations seront consignées dans un résumé de sortie standardisé (R.S.S.).

La trilogie P.M.S.I.-G.H.M.-R.S.S. forme la base de l'informatique médicale hospitalière : il est probable que les difficultés financières et le faible engagement du corps médical ne favoriseront pas la mise en place du système, dont la description a nécessité la publication d'un volumineux document de cinquante-quatre pages...

A ces dépenses de *fonctionnement*, il faut ajouter les opérations *d'investissement*, qui permettent la construction d'hôpitaux neufs et le réaménagement des constructions anciennes. Certes, les centres hospitaliers peuvent, dans leur budget propre, prévoir les renouvellements de matériel et certains travaux d'aménagement des services existants. Mais le financement des investissements importants est assuré par une triple alimentation : les fonds propres des établissements ; les ressources des emprunts contractés auprès des Caisses régionales d'Assurance maladie et de la Caisse des Dépôts et Consignations ; les subventions provenant des organismes de Sécurité sociale, des collectivités locales et du ministère de la Santé publique. De tout temps, ces dépenses d'investissement ont été soigneusement réglementées pour éviter toute dispersion : elles sont généralement incluses dans les divers plans nationaux.

Or, si les crédits d'investissement ont été relativement abondants pendant les « Trente Glorieuses » (1945-1975), les restrictions se sont multipliées depuis lors. Dans un premier temps, le ministère de la Santé qui finançait l'équipement sanitaire à 40 % a réduit sa participation, ramenée en fait à 30 %, l'emprunt devant compenser les 10 % manquants. Puis, devant les charges qu'entraînait cette amputation, la subvention de l'État est remontée à 40 %. Finalement, une circulaire du 23 octobre 1986 autorise la modulation du taux de subvention entre 20 et 50 %, en fonction de la situation financière des établissements. Il est inutile de préciser qu'en raison de la conjoncture économique, ces subventions se sont raréfiées au cours des ans...

Les prêts accordés par la Caisse régionale d'Assurance maladie, un instant supprimés, sont autorisés par la circulaire de 1986 dans une enveloppe globale de 80 millions de francs (on notera le manque de clarté du texte à ce sujet) : cette solution est favorable à l'établissement puisque ces prêts sont consentis sans intérêt. En outre, les établissements peuvent toujours se voir consentir un prêt par la Caisse des Dépôts et Consignations (taux moyen : 8,5 % d'intérêt). Notons enfin que des emprunts peuvent être souscrits auprès d'autres organismes.

L'autofinancement est toujours théoriquement possible, mais les contraintes du « budget global » et des restrictions budgétaires le rendent évidemment très difficile à mettre en œuvre... Et pourtant, l'effort de modernisation, de restructuration et d'humanisation doit être poursuivi, et il est indispensable d'adapter, en permanence, le potentiel hôtelier et technique...

IV. — Le personnel hospitalier

1. L'effacement du personnel congréganiste. — Dès le début de la Troisième République, des difficultés avaient surgi entre les commissions administratives à tendance anticléricale et les congrégations de sœurs hospitalières. L'hostilité à l'égard des congrégations atteint son point culminant en 1907. A Paris, l'éviction des religieuses fut totale, mais en province les sœurs furent maintenues en un grand nombre de maisons soit en raison de la bienveillance de la municipalité, soit pour des motifs plus intéressés : à Fécamp, par exemple, le maire constate que « les raisons très importantes qui s'opposent à la laïcisation sont d'ordre financier. En effet, les treize sœurs que nous avons actuellement à l'hôpital-hospice sont gratuitement à notre service »...

De nos jours, il existe encore des établissements qui font appel à l'intelligente charité des sœurs hospitalières : un arrêté ministériel du 14 août 1964 a fixé les normes des contrats qui doivent être passés entre les hôpitaux et les congrégations. Toutefois, le nombre des religieuses n'a pas augmenté en fonction des besoins hospitaliers et de l'accroissement des techniques médicales : elles ne suffisent plus à l'énorme tâche qui leur est demandée, et la majorité du personnel soignant est maintenant laïque. En 1965 on ne comptait plus, dans le personnel des services médicaux hospitaliers, que 5 911 religieuses sur 123 941 personnes ; en 1975, moins de 4 000 religieuses sur 300 000 personnes affectées aux soins ; leur nombre continue de diminuer depuis lors...

2. **Le personnel non médical.** — Le développement des services administratifs et techniques des établissements hospitaliers a provoqué depuis le début du siècle une prolifération continue du personnel de tout ordre. En tête, vient le personnel de direction et d'économat, dont la compétence technologique est maintenant indéniable : il est formé aux problèmes d'analyse de gestion et de « management ». Les directeurs et leurs équipes se plaignent d'ailleurs de ne pouvoir agir comme de véritables chefs d'entreprises, liés dans leur gestion par un formalisme suranné qui entrave toute véritable initiative, malgré les promesses de la loi de 1970 qui prévoyait l' « assouplissement de la gestion administrative et financière des établissements d'hospitalisation publics ».

L'augmentation du personnel non médical dans

les établissements publics (les seuls pour lesquels nous possédions des statistiques fiables) a été constante au cours des dernières décennies : en 1975, 65 000 agents travaillaient dans les services généraux, 35 000 dans l'administration hospitalière (ces chiffres ne concernent que les postes de titulaires, et n'englobent pas les stagiaires, contractuels ou auxiliaires).

Dès 1888, Lyon avait appelé à participer à l'équipe de direction un ingénieur fonctionnaire ; l'exemple fut suivi par les grandes formations hospitalières (Paris, Marseille, etc.) qui s'adjoignirent des ingénieurs issus ou détachés d'une administration d'Etat (Ponts et Chaussées) ou d'une collectivité locale (services techniques des communes). En 1970, on comptait au total en France un peu plus d'une centaine de ces techniciens et la Cour des Comptes, dans ses observations sur les constructions hospitalières publiques, insistait pour que fût en outre recruté, dans chaque centre important, un technicien qualifié du bâtiment. Finalement, le décret du 6 mars 1973, en fixant les effectifs des ingénieurs, adjoints techniques et dessinateurs dont peuvent disposer les divers types d'établissements hospitaliers, en définissant les tâches de ces agents, en dotant ces personnels d'un statut qui jusqu'ici faisait défaut, a souligné l'importance du rôle qui est le leur dans un hôpital moderne.

3. **Le personnel soignant.** — Pour assister le chef du service hospitalier et ses adjoints, pour veiller et soigner les malades, toute une variété de personnel accomplit des tâches souvent obscures et ingrates, mais indispensables : infirmières ou infirmiers en titre, aides-soignantes, et multiples agents de service.

Pendant les années d'euphorie économique (1945-1975), les hôpitaux ont souffert d'une véritable pénurie d'infirmières : difficultés de recrutement faute de candidats, départs fréquents des hospitalières vers une profession libérale, moins contraignante. A partir de 1976, les difficultés commencent à s'atténuer : depuis cette date, le nombre des infirmières s'est accru considérablement et le déficit entre l'effectif budgétaire et l'effectif réel s'est réduit dans les proportions suivantes : 1976, 9,20 % ; 1977, 7,01 % ; 1978, 4,86 % ; depuis 1980-1981, nouveau changement : des enquêtes récentes font apparaître des difficultés de recrutement, différentes selon les régions et les spécialités (pénurie d'infirmières en psychiatrie par exemple).

Dans le même temps, le problème de la hiérarchie au sein des services semble avoir été résolu. Dans chaque unité de soins, la surveillante a toujours existé (parfois sous le nom de cheftaine), mais un grand nombre de ces postes était tenu par du personnel congréganiste, depuis quarante ans en voie de disparition. Lorsque la diminution des religieuses a entraîné des vacances de plus en plus nombreuses, les infirmières laïques ont manifesté une certaine réticence pour échanger des fonctions techniques intéressantes auprès des malades par des attributions administratives souvent ingrates sous la double autorité du directeur et du médecin, avec des avantages matériels insignifiants. Il a fallu attendre le décret du 11 avril 1975 pour voir créer les grades d'infirmière générale et d'infirmier général adjoint dans les hôpitaux de plus de 500 lits. Et un décret du 3 avril 1980 a déterminé les conditions de recrutement et d'encadrement du personnel infirmier.

Ces personnels d'encadrement, responsables de la coordination des activités des personnels des services médicaux, participent au sein de la commission médicale, en union avec le corps médical et l'administration hospitalière, à la conception, l'organisation et l'évolution des services médicaux.

La profession d'infirmier ou d'infirmière est pénible, elle nécessite plusieurs années d'études et une disponibilité constante : le faible salaire qui leur est attribué, les contraintes horaires, etc., ont provoqué de leur part une série de manifestations qui ont ému l'opinion publique. Leur spécificité a été reconnue, leur rôle dans l'établissement a été revalorisé : une commission du service de soins infirmiers existe désormais dans chaque hôpital et le décret 92-371 du 1er avril 1992 a prévu qu'un représentant de cette commission est membre de droit du conseil d'administration.

La totalité du personnel des hôpitaux publics, qui était de 200 000 en 1968, s'élevait à 600 000 en 1980, y compris les agents des hôpitaux psychiatriques et ceux des établissements publics recevant des personnes âgées.

4. Le recrutement du personnel médical. — La multiplication des services spécialisés a entraîné l'augmentation corrélative du nombre de médecins, chirurgiens ou spécialistes : en raison du prestige attaché au titre de médecin ou chirurgien des hôpitaux, les candidats ont de tout temps été très nombreux, et les procédés de sélection se sont précisés, dans le sens de la sévérité, depuis le XIXe siècle.

En fait comme en droit, c'était à la commission administrative, composée de notabilités locales, que revenait le choix des praticiens hospitaliers : jusqu'en 1851, elle proposait au préfet une liste de trois noms, puis la loi du 7 août 1851 a donné aux commissions administratives un véritable pouvoir

de nomination. En fait, deux systèmes sont alors appliqués, suivant les établissements : tantôt la commission nomme elle-même, sur « recommandation » des médecins qui exercent déjà à l'hôpital (à Paris par exemple) ; tantôt elle confie à un jury l'examen des divers candidats et ne nomme que sur présentation du jury (comme à Lyon). Peu à peu, le second système supplante le premier, et la loi du 21 décembre 1941 pose le principe général suivant : les médecins, chirurgiens, pharmaciens et spécialistes des hôpitaux sont nommés par le préfet après concours sur titres ou sur épreuves.

Mais comment assurer dès lors la parfaite loyauté d'un concours où les candidats bien souvent étaient liés aux membres du jury par de multiples liens, affectifs ou professionnels ? Selon certains, la composition du jury chargé de sélectionner les candidats aboutissait à créer bien souvent une véritable « féodalité » de quelques patrons hospitaliers : pour éviter le maintien d'une telle situation, l'arrêté du 27 août 1957 décida que, sur les cinq membres du jury des hôpitaux de deuxième catégorie, deux seraient des praticiens en fonction dans les hôpitaux sièges de Faculté de Médecine de deux circonscriptions sanitaires voisines du lieu du concours ; pour atténuer les conséquences d'un retour trop fréquent des membres des jurys des concours hospitaliers, il était également prévu que ne pourraient plus faire partie d'un jury les praticiens qui avaient siégé dans les deux jurys précédents.

Toutefois des dérogations importantes au principe de recrutement par concours ont été admises pour assurer une meilleure marche des services hospitaliers. C'est ainsi que les préfets peuvent désigner des médecins, chirurgiens ou spécialistes, sans concours, pour tous les établissements hospitaliers, dans les cas suivants : 1) pour procéder à des désignations provisoires en vue d'assurer le service en cas de vacance inopinée de poste, en l'absence de résultats positifs à un concours ou lors de la création d'un poste en attendant le concours ; 2) pour la désignation de « suppléants » lorsque l'effectif habituel du personnel médical de l'établissement est insuffisant pour assurer les remplacements durant les absences ou congés des médecins, chirurgiens ou spécialistes titulaires. Le recrutement par concours est également écarté dans les hospices recevant exclusivement des vieillards, infirmes et incurables où les médecins sont directement nommés par le préfet, sur proposition de l'inspecteur divisionnaire, après avis de la commission administrative. Par ailleurs, à condition d'être inscrits sur une liste dressée par le préfet (qui n'élimine pratiquement que quelques indésirables), aussi bien dans les hôpitaux ruraux que dans les hôpitaux et services réservés aux malades qui suivent une cure thermale, les médecins résidant dans la circonscription de l'établissement intéressé peuvent soigner leurs malades hospitalisés.

Avant 1958, dans les villes sièges de Facultés ou Ecoles de Médecine, des concours distincts assuraient le recrutement, d'une part, des enseignants (agrégation de médecine) et, d'autre part, du personnel médical hospitalier (externat, internat, assistants, chefs de service) : cette dualité suscitait de vives critiques, l'agrégé de médecine pouvant ne pas avoir été admis dans la hiérarchie hospitalière, ou inversement. L'un des objectifs visés par la réforme du 30 décembre 1958, inspirée par le Pr Robert Debré, fut l'établissement de liens étroits entre l'hôpital et la faculté : l'ordonnance du 30 décembre 1958 a prévu à cet effet la création de centres hospitaliers et universitaires (C.H.U.). Le C.H.U. est organisé par une convention entre la Faculté de Médecine (depuis la loi d'orientation de l'enseignement supérieur de 1968 : Unité d'Enseignement et de Recherche) et le centre hospitalier d'une même ville : il vise à réaliser la juxtaposition géographique et la collaboration étroite entre l'enseignement, la recherche et les soins. L'article 5 de cette même ordonnance bouleversait les bases mêmes de l'activité médicale des praticiens dans les C.H.U. : « Les membres du personnel médical et scientifique des C.H.U. exercent conjointement les fonctions universitaire et hospitalière. L'accès à leur double fonction est assuré par un recrutement commun. Ils consacrent à leurs fonctions hospitalières, à l'enseignement et à la recherche, la totalité de leur activité professionnelle. »

En application du principe posé par l'ordonnance de 1958, le décret du 24 septembre 1960 avait prévu un recrutement unique des « maîtres de conférences agrégés - médecins des hôpitaux » par la voie de deux concours nationaux successifs : un concours sur épreuves anonymes, à la suite duquel les praticiens pouvaient, sur leur demande, être nommés en tant qu'adjoints dans les hôpitaux ; puis un second concours plus spécialisé, avec épreuves orales, cliniques et pratiques. Il ne semble pas que ce processus de recrutement ait été, en fait, appliqué. Le principe d'un recrutement « bivalent » posé par l'ordonnance fut conservé, mais on adopta un mode de recrutement par liste d'aptitude.

Le décret du 11 avril 1969 prévoit que l'inscription sur cette liste est prononcée par une commission nationale hospitalo-universitaire, après examen des titres universitaires, des travaux de recherche, des services hospitaliers et des fonctions d'enseignement de chaque candidat. Les candidats retenus restent inscrits sur la liste pendant trois années (éventuellement quatre ou cinq, dans certaines conditions) ; ils peuvent être pendant cette période sollicités par les autorités universitaires et hospitalières locales pour un poste précis, et sont alors praticiens « plein temps », double fonction. Les créations de postes et les affectations dans ces postes sont décidées d'un commun accord par les ministres de l'Education nationale et de la Santé publique.

Si, au niveau des professeurs ou agrégés qui sont en même temps médecins, chirurgiens ou spécialistes des hôpitaux, il s'agit de personnels titulaires permanents, il existe en amont des personnels à plein temps et « bi-appartenants », mais temporaires : chefs de clinique et assistants de Faculté qui sont en même temps assistants des hôpitaux.

Même dans les centres hospitaliers régionaux et universitaires, il continue à exister des « mono-appartenants », praticiens sans fonction universitaire ; pour ces derniers comme pour ceux qui exercent dans les centres hospitaliers, leur recrutement est prévu suivant une procédure définie par le décret du 24 février 1984 : selon les cas, il s'agit de concours sur titres et épreuves, ou d'un concours sur titre.

« Les inégalités de carrière et de rémunération sont de plus en plus mal supportées », selon le rapport du Dr Peigné et, en 1990, environ 2 500 postes de praticiens hospitaliers étaient vacants sur les 15 000 postes des hôpitaux généraux.

Qu'en sera-t-il dans un proche avenir ? La loi du 31 juillet 1991 (*Journal officiel* du 2 août, p. 10264) prévoit que le statut des praticiens hospitaliers et leur régime de protection sociale « sont établis par voie réglementaire »... sans autre précision.

Il en va de même des « médecins, biologistes, odontologistes et pharmaciens *attachés* des hôpitaux » : ces attachés, personnels vacataires à temps partiel, se sont multipliés depuis 1968 et doivent, eux aussi, voir leur statut « établi par voie réglementaire », comme d'ailleurs une nouvelle catégorie de personnels soignants prévue par la récente loi : les « contractuels » qui, eux aussi, « peuvent être recrutés dans des conditions déterminées par voie réglementaire »... lorsque les besoins du service le justifient.

5. **Le statut du personnel médical.** — Jusqu'en 1958, le seul statut des praticiens hospitaliers était celui du « temps partiel » : le médecin, chirurgien ou spécialiste passait quelques heures par jour à l'hôpital, et se voyait rembourser ses honoraires, à l'acte ou à la journée, par le malade ou la Sécurité sociale. Il pouvait assurer, à domicile ou dans une clinique privée, une activité complémentaire dont il percevait également les émoluments, parfois importants. Ce système a suscité un certain nombre de critiques dont nous ne pouvons que résumer l'essentiel.

D'une part, selon les organismes de Sécurité sociale, les médecins auraient touché des honoraires trop élevés par rapport au temps qu'ils passaient effectivement à l'hôpital ; la Cour des Comptes elle-même s'est élevée contre les honoraires forfaitaires journaliers en service de médecine — que le médecin ait examiné ou non le malade — et contre les forfaits d'accouchement versés au médecin-chef du service de maternité, même si les accouchements étaient pratiqués par les sages-femmes de l'établissement et non par le médecin.

D'autre part, l'exploitation de nombreux services hospitaliers n'était pas rationnelle : entre les services de médecine, de chirurgie, les laboratoires, la coordination était très difficilement réalisable puisque la plupart des praticiens ne travaillaient à l'hôpital que quelques heures par jour, dans la matinée généralement ; la durée du séjour du malade s'en trouvait allongée sans raison valable. Dans les services de chirurgie, l'habitude prise par de nombreux praticiens de consacrer leur matinée aux opérations à l'hôpital et l'après-midi à leur clientèle privée aboutissait à faire fonctionner les salles d'opération — et les équipes opératoires — quatre heures sur vingt-quatre, ce qui avait pour conséquence de multiplier les salles d'opérations, d'un coût élevé, alors que les équipes opératoires ne travaillaient pas à plein rendement.

C'est pour répondre à ces critiques que fut envisagée l'introduction du « plein-temps » dans les services hospitaliers. A l'imitation des hospices civils de Strasbourg où le plein-temps était traditionnel, furent tentées quelques expériences limitées (Brest par exemple), sans réglementation particulière jusqu'en 1958.

L'ordonnance du 30 décembre 1958 devait généraliser le système du plein-temps dans les centres hospitaliers et universitaires, comme nous l'avons vu. Par ailleurs l'article 30 du décret du 11 décembre 1958 a prévu la création *obligatoire* d'un poste à plein temps de chef de service d'électroradiologie, de chef de service de biologie et d'assistant d'anesthésie-réanimation non seulement dans les « centres hospitaliers régionaux » mais encore dans les « centres hospitaliers » inscrits sur une liste établie par arrêté du ministre de la Santé. L'article 31 du même décret autorise également une autre *possibilité*, dont de multiples établissements ont voulu profiter : les commissions administratives (aujourd'hui conseils d'administration) de tous les établissements autres que ceux situés dans une ville siège de Faculté peuvent, sous réserve de l'approbation de leur décision par le ministre de la Santé, décider la transformation en plein temps de tous les postes médicaux non visés à l'article 30 : cette *possibilité* de l'exercice à plein temps dans les hôpitaux dits « généraux » a été consacrée par l'article 25 de la loi hospitalière du 30 décembre 1970, et confirmée par le décret du 24 février 1984.

Pour assurer le succès de cette réforme inspirée par le Pr Robert Debré, le gouvernement de 1958 accepta trois tempéraments. D'une part, il fut admis que le « plein-temps » ne serait pas imposé aux hospitalo-universitaires en poste, mais que chacun pourrait choisir à sa guise entre les deux statuts : temps plein et temps partiel. Cette possibilité a évidemment disparu depuis lors. D'autre part, la loi a autorisé l'exercice d'une activité libérale dans l'établissement public. Enfin — et ce régime est toujours en vigueur —, les biappartenants peuvent cumuler deux traitements, celui d'enseignant et celui de praticien hospitalier (ce dernier salaire varie évidemment en fonction du poste occupé et de l'ancienneté de l'intéressé) : il s'agit d'une catégorie nettement privilégiée à l'intérieur du statut de la fonction publique.

6. **Les « services » et les « départements ».** — Recruté sur concours national, le médecin, chirurgien ou spécialiste des hôpitaux, se trouve chargé de l'entière responsabilité d'un service hospitalier, dont il est, au sens plein du terme, le « patron ». Les praticiens hospitaliers non chefs de service dépendent de lui, ainsi que tout le personnel paramédical. Et le chef de service n'a aucune relation institution-

nelle avec les autres chefs de service, les unités de soin étant totalement indépendantes les unes des autres.

Déjà, vers les années 1970-1975, certains envisageaient avec faveur la création d'un lien organique entre les services, qui auraient été regroupés en « départements » : le cloisonnement en services autonomes, trop souvent fermés sur eux-mêmes, n'était plus une formule adaptée à la médecine moderne, impliquant une coordination, une mise en commun d'équipements, un échange entre plusieurs disciplines dans le suivi des malades, et des expériences avaient été tentées en ce sens, sans cadre légal.

Après la réforme brutale de Jack Ralite, secrétaire d'Etat à la Santé, qui imposa le schéma « départemental » à tous les établissements, Mme Georgina Dufoix s'efforça d'aménager la réforme en l'étageant dans le temps. Une loi du 24 juillet 1987 revint au « service » hospitalier, tout en permettant la constitution de « départements » regroupant deux ou plusieurs services. Finalement, la loi de 1991 prévoit l'organisation « en services ou en départements créés par le conseil d'administration ».

Mais il ne pouvait être question de faire totale confiance aux conseils d'administration, malgré l' « autonomie » qui leur était officiellement reconnue. La loi prévoit des « unités fonctionnelles », structures élémentaires de prise en charge des malades par une équipe soignante ; les services sont constitués d'unités fonctionnelles de même discipline alors que les départements doivent être constitués « d'au moins trois unités fonctionnelles ». Pour faire bonne mesure, il est prévu qu' « avec l'accord des chefs de service ou de département intéressés, des services, des départements ou des unités fonctionnelles peuvent être regroupés en fédérations ». La multiplication de ces strates d'organisation médicale conduit à un véritable risque de « balkanisation » de l'hôpital...

7. **La collaboration entre praticiens hospitaliers et non hospitaliers.** — Parmi les missions secondaires qui lui sont confiées, le service public hospitalier doit apporter une « aide technique » aux médecins de ville qui la lui demandent. Par ailleurs, dans le cadre de l'hospitalisation à domicile, le praticien hospitalier fait appel au concours du « médecin traitant ». Enfin, l'hôpital public, par son personnel et ses installations, contribue pour une large part à la formation continue des médecins de ville, dont 20 % environ bénéficient actuellement de ce type de recyclage permanent.

La loi de 1970 est allée encore plus loin, dans deux domaines. D'une part, les médecins traitants (et les sages-femmes) peuvent être admis dans les différents services, sous l'autorité du chef de service hospitalier, et être ainsi présents auprès de leur client hospitalisé : chaque médecin de ville pourrait ainsi avoir sa « blouse à l'hôpital » (cependant, le texte d'application de cette règle n'est pas encore intervenu...).

D'autre part, le praticien qui aura envoyé un malade à l'hôpital et qui n'aura pu le « suivre » dans le service hospitalier (ce qui est, de beaucoup, le cas le plus fréquent) sera « tenu informé des soins qui auront été dispensés ». De même, tous les établissements assurant le service public hospitalier (y compris les établissements privés liés par convention) devront communiquer le dossier des malades, hospitalisés ou reçus en consultation externe, au médecin appelé à dispenser des soins à ces malades.

La coopération entre médecine de ville et médecine hospitalière semble s'accroître avec la loi du 31 juillet 1991, dans le sens d'une meilleure interpénétration, sans exclusion ni monopole, à condition que soient respectées les missions fondamentales du service public hospitalier. Il est évident en effet que les contacts entre les deux types de médecine vont se multiplier, au travers des « alternatives à l'hospitalisation » : à titre d'exemple, la « chirurgie ambulatoire », marginale avant 1970, connaît désormais un essor considérable ; elle permet au patient opéré sous anesthésie de courte durée de rejoindre son domicile dans la journée, où, sans être abandonné par le praticien hospitalier, il retrouve son médecin traitant. L'alternative à l'hospitalisation peut concerner également certains types de maladies, entre autres le sida...

8. **L'étudiant à l'hôpital.** — Dans leurs revendications essentielles présentées à la suite des événements de mai-juin 1968, les étudiants en médecine réclamaient la possibilité, pour tous les futurs médecins, d'avoir accès aux services hospitaliers, en vue d'y acquérir une formation clinique, indispensable complément de la formation théorique reçue dans les facultés. Jusque-là en effet, cette formation clinique était réservée aux seuls externes et internes des hôpitaux, recrutés à la suite de concours sélectifs parfois très sévères. La réforme proposée était réalisable dans la mesure même où les corps universitaires et hospitaliers étaient unifiés par l'ordonnance du 30 décembre 1958 : la suppression de l'externat et l'octroi de fonctions hospitalières à tous les étudiants en médecine du deuxième cycle ont été rendus effectifs en 1969.

Pendant une dizaine d'années, la mise en œuvre de la réforme s'est heurtée au nombre considérable des étudiants en médecine, nombre très supérieur aux capacités d'accueil des C.H.U. et des hôpitaux conventionnés à cet effet. Par étapes, depuis la loi du 12 juillet 1971, l'accès des étudiants en deuxième année du premier cycle médical a été fortement limité, et tous les étudiants peuvent maintenant bénéficier en principe de stages réellement formateurs.

Une autre réforme (loi du 6 juillet 1979) a encore accentué le rôle joué par l'hôpital dans la formation des futurs praticiens. L'internat — qui depuis le Premier Empire était réservé à une élite recrutée à la suite d'un concours très sélectif — est certes maintenu mais il ne concerne plus désormais que les spécialistes ; la liste des spécialités, le nombre total des postes d'internes et leur répartition dans chacune des spécialités sur l'ensemble du territoire national sont fixés conjointement par le ministre de la Santé et le ministre des Universités. D'autre part, un cycle de formation de deux ans est imposé à tous les futurs médecins généralistes, qui deviennent « résidents en médecine des hôpitaux ». Le nombre total des internes et des résidents doit être tel que *tous* les étudiants ayant terminé le deuxième cycle des études médicales puissent désormais entreprendre ce troisième cycle de type nouveau : la formation hospitalière doit s'effectuer à temps plein ; internes et résidents sont salariés. Cette même loi du 6 juillet 1979 prévoit les modalités de répartition nationale des postes d'internes en pharmacie.

Qu'il s'agisse des médecins généralistes, des spécialistes ou des pharmaciens, on assiste à une centralisation accrue, qui vise à assurer une meilleure répartition des praticiens entre les différentes régions et à adapter le recrutement aux besoins réels de la nation et de chaque région.

La distinction entre « internes » et « résidents » ne satisfaisait guère la seconde catégorie, qui se jugeait dévalorisée (les internes, devenant par la suite « spécialistes », touchaient des honoraires plus élevés...). Le gouvernement socialiste régla le problème en instaurant un « internat pour tous » (loi du 23 décembre 1982), et en créant quatre filières d'internat ; un décret de septembre 1983 fixe le statut juridique de l'interne, « praticien en formation spécialisée », dont les obligations normales de service sont fixées à onze demi-journées par semaine ; sa couverture sociale est améliorée et le droit syndical lui est reconnu... Depuis quelques années, on revient peu à peu à l'ancien internat...

Un problème cependant ne semble pas avoir été résolu : le rôle important confié à l'hôpital dans le domaine de l'enseignement entraîne des surcharges financières aux dépens de l'établissement hospitalier. Certes, l'ordonnance du 30 décembre 1958 créant les centres hospitalo-universitaires avait prévu que les dépenses concernant l'enseignement public médical seraient supportées en totalité par le budget du ministère de l'Education nationale : en fait, les sommes dérisoires ouvertes à ce titre dans les budgets annuels de ce ministère, auquel s'est substitué le ministère des Universités, sont loin de correspondre aux frais réellement engagés par les hôpitaux en faveur de l'enseignement...

V. — L'architecture hospitalière

Le temps est révolu dorénavant des constructions majestueuses, destinées par leur architecture à élever l'âme plus qu'à répondre aux nécessités physiologiques. Le développement considérable de l'art opératoire depuis le début du XXe siècle, l'importance sans cesse croissante attribuée à la physiothérapie, les progrès de l'hygiène et des travaux de laboratoire ont provoqué une évolution profonde dans l'art de construire un hôpital. Par ailleurs, la rationalisation de l'accès et de la disposition des salles est nécessaire pour favoriser le travail du personnel : la coordination des conceptions architecturales et des nécessités de l'aménagement technique s'obtient désormais par une collaboration préalable de l'architecte, des ingénieurs, des médecins et des administrateurs.

1. **L'hôpital par pavillons décentralisés.** — Par réaction contre la masse trop imposante des bâtiments et la tristesse déprimante des cours intérieures, les architectes se rallièrent, déjà au XIXe siècle mais surtout après la guerre de 1914-1918, au système des pavillons isolés dans de vastes espaces verts, ces constructions séparées se reliant les unes aux autres par des galeries souterraines ou à ciel ouvert. Cette disposition spécifiquement française avait été préconisée par Tenon et Lavoisier ; elle ne fut appliquée que longtemps après les suggestions de ses promoteurs... et continua à être mise en pratique alors que d'autres conceptions étaient à juste titre préconisées pour la remplacer.

Le type le plus parfait de ce système semble être l'hôpital Herriot à Lyon qui comprend 29 pavillons (2 812 lits). Chacun des pavillons possède un sous-sol où sont réunis l'ensemble des services techniques (cuisine, chauffage, lavabos, salles de pansements, etc.), un rez-de-chaussée et un premier étage où sont soignés les malades, un second étage étant réservé aux agents, personnel secondaire ou administratif.

Cette disposition donne aux malades une impression d'indépendance et d'atmosphère familiale tout à la fois. Les convalescents peuvent aisément se promener dans les cours et jardins, agréablement aménagés. Mais, si ce système apporte aux hospitalisés quelques satisfactions et a supprimé les inconvénients de l'encasernement, il présente deux inconvénients graves qui ont progressivement conduit à l'abandonner pour les constructions nouvelles. D'une part, le coût de construction et peut-être plus encore les frais d'exploitation sont considérablement plus élevés que dans les bâtiments anciens. D'autre part les difficultés de communication entre pavillons rendent plus ardues la surveillance des malades et la collaboration de plus en plus indispensable entre médecins, chirurgiens et spécialistes.

2. **L'hôpital par « blocs ».** — Les reproches adressés à la conception « pavillonnaire » ainsi que l'influence américaine rejetèrent les architectes vers l'ancienne formule de « l'hôpital bloc », en évitant toutefois de reprendre purement et simplement la « caserne » telle que l'avaient conçue les bâtisseurs du XVIIIe siècle. Un immense bâtiment construit en hauteur rassemble les malades, le personnel et tous les services annexes ; tous les services généraux sont groupés au sous-sol ou au rez-de-chaussée et peuvent être reliés facilement aux diverses salles de malades par des moyens mécaniques rapides comportant chacun une affectation spéciale (ascenseurs pour personnes et pour civières, monte-plats, monte-médicaments, etc.).

Ce système comporte deux variantes : le bloc « en dent de peigne » qui est directement inspiré des exemples américains et dont l'hôpital Beaujon à Paris et le centre hospitalier de Colmar (800 lits) sont les meilleurs exemples, et le bloc en rond-

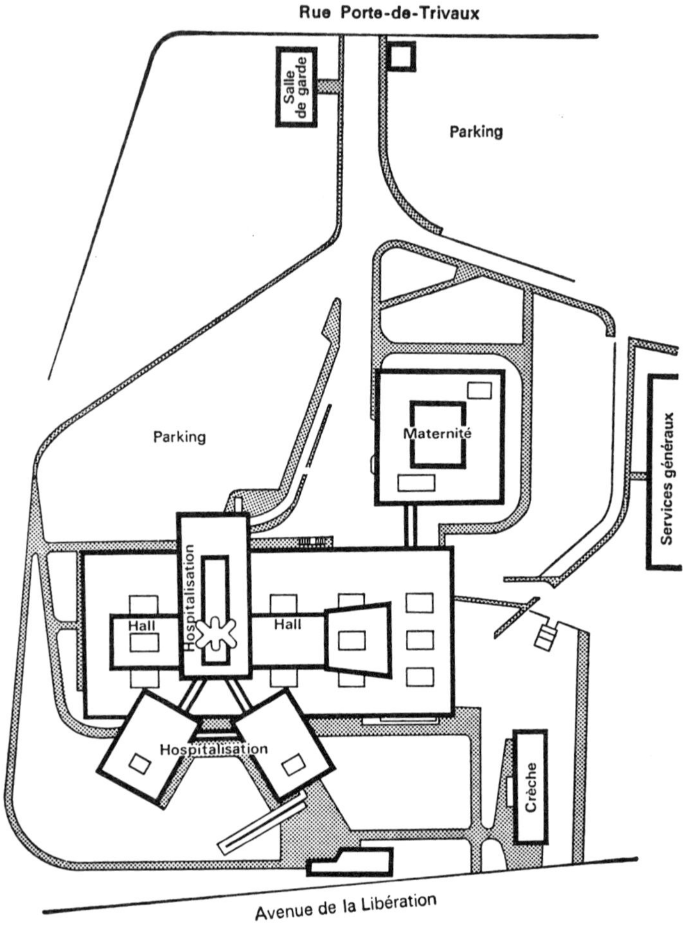

Fig. 4. — L'hôpital Antoine-Béclère à Clamart (1971).

Cet établissement (498 lits) est une section du C.H.U., lié à la Faculté de Médecine Paris-Sud. Les trois blocs d'hospitalisation comportent chacun quatre niveaux : chirurgie; pneumologie et gastroentérologie ; médecine interne et rhumatologie; pédiatrie et réanimation néonatale. La maternité est dans un bâtiment séparé. Les salles communes ont entièrement disparu, au profit des chambres à un et deux lits.

point central, de forme elliptique, vers lequel convergent toutes les salles de malades et autour duquel sont disposés les services généraux. La cité hospitalière de Lille comporte en fait deux hôpitaux en étoile réunis par un bloc central de salles d'opération ; le centre hospitalier de Gonesse a la forme de la lettre X, mais son architecture très — peut-être trop — sobre n'a pas la valeur esthétique de celui de Clamart qui représente à nos yeux la meilleure réalisation d'un établissement par blocs judicieusement aménagés autour du rond-point central.

3. **La banalisation et l'industrialisation.** — Quelle que soit la solution architecturale retenue, les constructeurs hospitaliers doivent se soumettre maintenant à des normes générales qui, dégagées de l'expérience antérieure, sont suivies dans l'élaboration de l'aménagement intérieur pour assurer une hospitalisation correcte et si possible agréable : c'est ainsi par exemple, comme nous l'avons signalé, que les salles communes sont désormais proscrites dans les constructions hospitalières récentes.

Par ailleurs, sans même que cette modalité ait été prescrite expressément, on constate une tendance générale à la création d'unités-hospitalisations banalisées, c'est-à-dire pouvant absorber sans transformation coûteuse le développement ou la régression de certaines spécialités appelées à croître ou au contraire à disparaître. Ces unités doivent pouvoir être aptes à recevoir des malades en court séjour, des malades chroniques ou en cours de réadaptation, ou encore des convalescents.

Le phénomène le plus récent en matière de constructions hospitalières est sans nul doute l'appel à l'industrialisation. Le ministre de la Santé publique a lancé en 1969 l'étude d'un hôpital type de 300 lits dont un premier exemplaire a été construit à Beaune en 18 mois, équipement mobilier compris. Il semble que cette politique d'industrialisation dont on pouvait craindre qu'elle impose « par une décision autoritaire et centralisée une construction rigide » inadaptée aux nécessités régionales, ait été conçu de manière assez souple. Certes, le critère essentiel de l'industrialisation reste la répétitivité, mais, comme le prévoit la circulaire ministérielle du 8 novembre 1972, « la structure et les façades notamment peuvent être adaptées suivant le site choisi. L'équipement technique peut être différent du prototype, surtout avec l'évolution des techniques ». Au total, il semble que le recours aux techniques industrialisées, par une recherche de rationalisation dans la méthode et le choix des matériaux, permette d'accélérer les délais de construction traditionnels, et de réaliser de substantielles économies.

CONCLUSION

Lorsque la première édition du présent ouvrage est sortie, avant la réforme opérée par les ordonnances de 1958, journaux spécialisés et revues d'information parlaient de la « crise hospitalière » ; en 1991, on se demandait à nouveau si la nouvelle loi (du 31 juillet) était « à la hauteur de la très grave crise que traverse le système hospitalier français ».

Jamais pourtant, dans notre histoire, il n'y a eu autant de lois hospitalières publiées qu'entre 1970 et 1991. Jamais une loi hospitalière n'a été aussi longue que celle du 31 juillet 1991 dont les décrets d'application se sont multipliés au cours des ans. Depuis des années, le gouvernement et le parlement hésitent entre la décentralisation au profit des autorités locales et le centralisme ministériel, et la loi trahit ces incertitudes.

Mais, en fin 1995, l'optimisme manifesté dans la conclusion des précédentes éditions du présent ouvrage n'est plus de mise. Chacun reconnaît aujourd'hui, comme le soulignait le Premier ministre lui-même en 1993, que « les pouvoirs publics n'ont pas su se doter des moyens d'une politique hospitalière »...

Le jacobinisme centralisateur, quel que soit le gouvernement en place, s'est en fait axé sur la réduction des recettes et des dépenses hospitalières, promulguant chaque année des oukases pompeusement dénommés « taux directeurs » (voir p. 90) qui n'ont jamais été respectés parce qu'ils ne pouvaient pas l'être. Les gouvernements semblent avoir oublié que si l'on veut réduire les dépenses, il faut nécessairement restreindre également les prestations hospitalières. L'opinion publique elle-même partage le raisonnement de nos gouvernants : ainsi, le C.N.P.F., dans un rapport du 25 octobre 1995, demande que soit fixée « une enveloppe limitative des dépenses hospitalières financées par l'assurance-maladie », sans suggérer d'autre solution que de « réduire et redéployer le nombre de lits ».

Il est en effet indéniable que le nombre de lits hospitaliers doit être restreint (voir p. 70), ce qu'a prévu la loi de 1979, en fait restée inappliquée par les gouvernements successifs qui craignent les ripostes politico-syndicales. Il faudrait même ne pas hésiter à supprimer les établissements hospitaliers inutiles, dont la sous-activité est patente : peut-on encore tolérer que certains secteurs opératoires fassent moins d'une opération par jour et par salle (236 hôpitaux réalisent moins de mille interventions par an) (1). Mais tout citoyen désire un hôpital à sa porte, comme si les moyens de transport en étaient restés aux diligences...

Ces suppressions sont nécessaires mais insuffisantes. Pour adapter les dépenses aux recettes, sans aucunement sacrifier la vocation sanitaire de l'hôpital, ne pourrait-on pas alléger les charges qui lui ont été imposées au cours des années de prospérité économique ? Lorsqu'en 1965 fut confiée à l'hôpital public la mission d'aller sur les lieux de l'accident et de rapatrier le blessé, le financement

(1) Rapport des Caisses nationales d'Assurance Maladie, du 25 octobre 1995.

des S.A.M.U. et des S.M.U.R. (Service mobile d'urgence et de réanimation) ne posait guère de problèmes financiers, alors que cette innovation faisait concurrence aux ambulanciers privés, à Police-Secours... et les relations entre sapeurs-pompiers et hôpital sont demeurées « tumultueuses » depuis lors : au moment où d'autres tâches plus sanitaires sont difficilement remplies en ces temps de vaches maigres, est-il nécessaire de maintenir ces services coûteux, qui peuvent être assurés par d'autres que par l'hôpital ? Nous avons nous-mêmes préconisé l'extension de la pratique de l' « hospitalisation à domicile » (qui fait une concurrence larvée aux médecins de ville), mais est-il maintenant encore indispensable que les hospitaliers sortent de l'enceinte de l'établissement alors que leur présence y est de plus en plus nécessaire en raison d'une pénurie chronique ? Les lois récentes ont ajouté aux missions traditionnelles de l'hôpital « la prévention et l'éducation sanitaire » : ce vœu (resté assez pieux) ne risque-t-il pas de porter atteinte à la fonction fondamentale de l'hôpital, avant tout « centre de soins » ?

Encore faudrait-il, si le gouvernement entend amener les établissements hospitaliers à leur vocation première, qu'il tienne compte des disparités locales : pour des raisons historiques, « les établissements du sud de la France sont en général mieux dotés que ceux du nord ; certoins ont une trésorerie confortable tandis que d'autres sont exsangues », etc. Le projet de réforme présenté par le Premier ministre le 15 novembre 1995 semble répondre à cette nécessité, dans la mesure où sont prévues des agences régionales de financement de l'hospitalisation publique et privé : ces agences répartiront les crédits limitativement alloués au plan régional par le gouvernement. Ainsi pourra être réalisée une correction progressive des disparités régionales...

Quel que soit le gouvernement au pouvoir, il lui faut et il lui faudra trouver un juste équilibre qui tienne compte de deux facteurs essentiels : l'adaptation autoritaire des dépenses hospitalières (des établissements publics ou privés) aux possibilités financières de la nation, adaptation plus rigoureuse encore dans les périodes de marasme économique d'une part ; l'indispensable dynamisme des responsables hospitaliers qui, sur le terrain, doivent faire preuve d'initiative et d'imagination d'autre part. C'est à ce prix que l'hôpital pourra satisfaire ses clients, malades ou blessés, handicapés physiques ou mentaux, pour lesquels il a été inventé et qui sont sa raison d'être.

BIBLIOGRAPHIE

HISTOIRE HOSPITALIÈRE

Assistance et charité (Cahiers de Fanjeaux, 13), Toulouse, 1978.
L'architecture des hôpitaux. Monuments historiques, 1981.
BLOCH (C.), *L'assistance et l'Etat en France à la veille de la Révolution*, Paris, 1908.
DENIFLE (R. P.), *La désolation des églises, monastères et hôpitaux en France vers le milieu du XVe siècle*, Mâcon, 1897-1899.
DISSARD (F.), *La réforme des hôpitaux*, Paris, 1938.
Fédération Hospitalière de France, *140 ans de lois hospitalières : 1851-1991*, Paris, 1991.
IMBERT (J.), *Les hôpitaux en droit canonique*, Paris, 1947.
— *Le droit hospitalier de la Révolution et de l'Empire*, Paris, 1954.
— *Le droit hospitalier de l'Ancien Régime*, Paris, 1993.
— Réflexions sur l'évolution du droit hospitalier (*Bulletin de la Société médicale de Saint-Luc*, 1953).
— L'Eglise et l'Etat face au problème hospitalier au XVIe siècle (*Etudes Le Bras*, Paris, 1965).
— (dirige), *Histoire des hôpitaux en France*, Toulouse, 1982.
JEORGER (M.), *La structure hospitalière de la France sous l'Ancien Régime*, Paris, 1977.
LALLEMAND (L.), *Histoire de la charité*, 4 t., Paris, 1903.
LE GRAND (L.), Les statuts des Maisons-Dieu au XIIIe siècle (*Revue des Questions historiques*, 1896).
— Comment composer l'histoire d'un établissement hospitalier (*Revue d'Histoire de l'Eglise de France*, 1932).
LEISTIKOW (D.), *Dix siècles d'architecture hospitalière en Europe*, Ingelheim-am-Rhein, 1967.
RIEUX (J.) et HASSENFORDER (J.), *Histoire du service de santé militaire*, Paris, 1951.
ROCHAIX (M.), *Essai sur l'évolution des questions hospitalières de la fin de l'Ancien Régime à nos jours*, Publication de la Fédération hospitalière de France, Paris, 1959.
TOLLET (G.), *Les édifices hospitaliers et l'assistance publique depuis les origines jusqu'à nos jours*, Paris, 1892.
TOUATI (F.-O.), *Lèpre, lépreux et léproseries dans la province ecclésiastique de Sens...*, thèse, Paris I, dactyl., 1992.

PROBLÈMES HOSPITALIERS ACTUELS

Administration. Le n° 165 (décembre 1994) de cette revue est consacré à « l'Hôpital ».
Association Française de Droit de la Santé, *L'hôpital public en réforme permanente*, Paris, 1988.
AUBY (sous la direction de J.-M.), *Droit médical et hospitalier*, L.I.T.E.C., avec mise à jour périodique.

BRUNET-JAILLY (J.), *Essai sur l'économie générale de la santé*, Paris, 1971.
CHALAVET (S.), *Le prix de revient hospitalier*, Paris, 1976.
C.L.E.A.R. (Comité de liaison, d'études et d'action républicaines), *L'hôpital en question. Dossier pour la réforme hospitalière*, Paris, 1970.
CLÉMENT (J.-M.), *Les réformes hospitalières 1981-1984*, Paris, 1985.
COMET (P.), *L'hôpital public*, Paris, 1983.
COTTENCIN (B.), FROT (P.), HUMBLOT (F.) et LALANDE (M.-P.), *La pratique de la comptabilité hospitalière*, Paris, 1980.
COUDURIER (P.), *Les prix de journée*, Paris, 1978.
COURQUET, *L'hôpital aujourd'hui et demain*, Paris, 1971.
DE FORGES, *Le droit de la santé* (« Que sais-je ? » n° 2308), Paris, 1995.
DE FORGES (J.-M.) et SEUVIC (J.-F.), *L'hospitalisé*, Paris, 1983.
DEGARDIN (C.), *Le médecin à l'hôpital. Etude de sociologie juridique*, thèse 3e cycle, Faculté Droit, Paris, polyc., 1970.
DOUARVILLE-BLAISE (P.), *Les centres hospitaliers et universitaires*, thèse droit, Paris II, polyc., 1971.
GADREAU (M.), *La tarification hospitalière*, Paris, 1975.
GARDIE (A.), *Les hôpitaux des grandes agglomérations urbaines*, Paris, 1956.
GRÉGOIRE (R.) et DUCAMIN (B.), *Pour une politique de la santé. Rapports présentés à Robert Boulin*, t. III : *L'hôpital*, Paris, 1971.
HILDESHEIMER (F.) et GUT (C.), *L'assistance hospitalière*, Paris, 1992.
IMBERT (J.), Les ordonnances de décembre 1958 sur les établissements de soins (*Droit social*, juin 1959).
— L'organisation et le fonctionnement des centres hospitaliers et universitaires (*Revue de l'Aide sociale*, 1961).
— *L'hôpital français*, Paris, 1972 (« Dossier Thémis »).
L'hospitalisation publique en France, Paris, 1973.
LABASSE (J.), *L'hôpital et la ville. Géographie hospitalière*, Paris, 1980.
LACHÈZE-PASQUET (P.), *L'administration de l'hôpital*, Paris, 1979.
LETOUZÉ (D.), *L'hôpital public, entreprise de production*, thèse sciences économiques, Rennes, polyc., 1968.
LODÉON (M.-C.), *La prospection et l'hôpital*, thèse droit, Paris, polyc., 1969.
MAILLARD (C.), *Essai d'application des méthodes de management à l'hôpital public*, thèse droit, Aix-en-Provence, polyc., 1971.
— *Histoire de l'hôpital de 1940 à nos jours*, Paris, 1986.
MAJNONI D'INTIGNANO (B.), *Les investissements hospitaliers*, Paris, 1976.
MELINAND (G.), *Sociologie de l'hôpital*, Paris, 1974.
MESCHERIAKOFF (A.-S.), La réforme hospitalière du 31 décembre 1970 (*Droit social*, juin 1971).
MIZRAHI (A.), *La consommation médicale, microéconomie*, Paris, 1982.
MONTADOR (J.), *La responsabilité des services publics hospitaliers*, Paris, 1979.
PASSENAUD (J.), *L'hôpital rural*, thèse 3e cycle, Fac. Droit, Rennes, polyc., 1969.
PEQUIGNOT (H.) et GATARD (M.), *Hôpital et humanisation*, Paris, 1976.
PIGANIOL (R.) et autres, *Le médecin hospitalier*, Paris, 1976.
SOENE (A.), *L'hôpital sous la Ve République*, Bordeaux, 1994.
SONRIER (A.), *Comptabilité hospitalière*, Paris, 1979.
VILLEY (F.), *La réforme hospitalière. Loi n° 70.1318 du 31 décembre 1970*, Paris, 1977.

TABLE DES MATIÈRES

Imprimé en France
Imprimerie des Presses Universitaires de France
73, avenue Ronsard, 41100 Vendôme
Juillet 1996 — N° 42 523